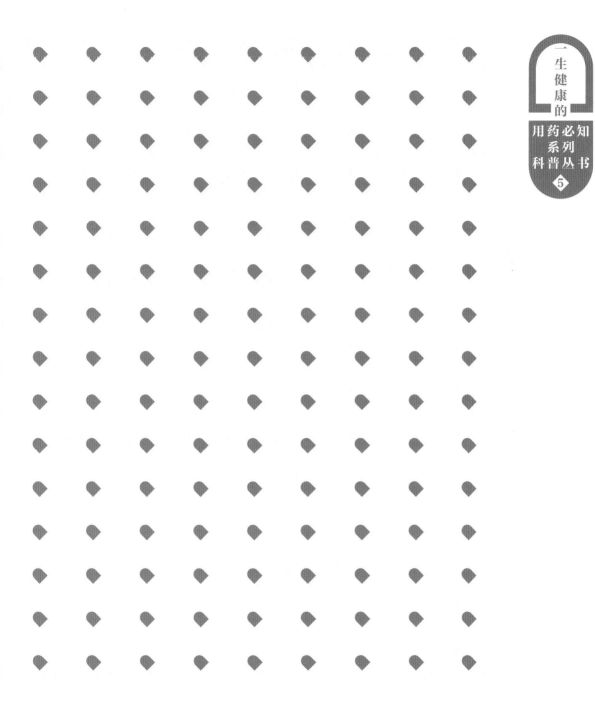

一生健康的

用药必知
系列
科普丛书

5

一生健康的用药必知系列科普丛书 ✱

丛书总主编：赵　杰

名誉总主编：阚全程

副总主编：王婧雯　文爱东　王海峰　李朵璐　杨　勇

组织编写：中华医学会临床药学分会

老年人健康用对药——

老年人用药必知

分册主编：曹　力　文爱东　王婧雯

副主编：王　刚　温金华　王　磊　钟海利

编　　委：（以姓氏笔画为序）

王　刚　王　梅　王　琳　王　磊　王婧雯　文爱东　刘　婧

牟　菲　寿嫣妮　杨潜前　陈苏宁　赵瑾怡　钟海利　骆　瑛

高　凯　郭桂萍　曹　力　葛　洁　温金华　赖敏芳　蔡翀音

魏伯翠

审校专家：胡锦芳　刘焕兵

老年人
用药必知

丛书总主编·赵杰

名誉总主编：阚全程
组织编写：中华医学会临床药学分会
分册主编：曹力　文爱东　王婧雯

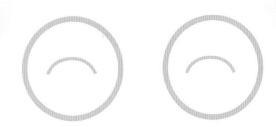

人民卫生出版社
·北京·

阚序

药物的使用在疾病的预防、诊断、治疗中几乎贯穿始终。根据 2019 年世界卫生组织公布的数据，由用药引发的不良事件是全球导致住院死亡和伤残的重大原因之一，全球 1/10 的住院人次由药物不良事件导致，15% 的住院花费由药物不良事件产生。然而，83% 的药物不良事件是可以预防的，关键在于用药是否合理。根据调查，民众大多不了解正确的服药方法和服药原则，缺乏安全用药常识。因此，向大众传播合理用药的知识和理念，开展全民健康用药科普势在必行。

现代医学模式从传统的疾病治疗转向健康管理，健康教育变得尤为重要。党的十九大报告明确提出了"实施健康中国战略"，将"为人民群众提供全方位全周期健康服务"上升到国家战略高度。随着人们对用药安全愈加重视，用药科普宣传逐渐增多，其目的是要让民众对错误用药行为从认识上、行为上作出改变。科普看似简单，其实不然，做好科普是一项高层次、高难度、高科技含量的创造性工作。优秀的科普读物应具备权威、通俗、活泼的特征，然而，目前市售的用药科普读物普遍存在内容不严谨、语言不贴近百姓、可读性不佳、覆盖人群不全面等问题。

《一生健康的用药必知》系列科普丛书是在国家大力倡导"以治病为中心"向"以人民健康为中心"转变的背景下应运而生的，由中华医学会临床药学分会专业平台推出，组织全国各专业药学专家精心策划编写而成。全套丛书聚焦百姓用药问题，针对常见用药误区和知识盲点，把用药的风险意识传递给民众，让民众重视用药问题，树立起合理用药的理念。其内容科学实用，使读者阅读后对全生命周期的每一环，以及常见生活场景中出现的用药问题都能有所了解。这套丛书在表现形式上力求生动活泼、贴近百姓；在语言表达上力求通俗易懂、简洁明了，面向更广泛的受众，帮助民众树立健康意识。可以说，本套丛书的出版必将对促进全民健康、提高国民教育水平，产生全局性和战略性的意义。

本套丛书的撰写凝聚了所有编者的智慧和辛劳，在此向你们致以衷心的感谢和诚挚的敬意！

杨序

作为一名医务工作者，我始终关注着中国老百姓的用药安全和科普教育。我国医学科普传播与欧美发达国家相比，仍然处于相对落后状态。国家统计局 2019 年数据显示，我国公众具备基本科学素养的人数虽较之前有了大幅提升，达到了 8.47%，但仅相当于发达国家 10 年前的水平。随着生活水平的提高，民众健康意识开始觉醒，新媒体的发展也使科普工作有了更丰富、更灵活的方式。但面对漫天的"医学科普"、良莠不齐的海量信息，普通民众有时难以分辨。更有甚者，一些打着医学科普旗号的"伪科学"和受商业利益驱使的所谓"医学知识"大行其道，严重误导民众。另外，当前市面上见到的多数药学科普书籍还存在表现形式不够生动活泼、专业术语晦涩难懂等问题，让大多数读者望而生畏，使药学科普很难真正走进老百姓的生活。

今天，我欣喜地看到，由中华医学会临床药学分会倾力打造的《一生健康的用药必知》系列科普丛书，汇集了中国临床药学行业核心权威专家倾心撰写，为读者提供了值得信赖的安全合理用药知识。丛书突破了目前市面上医学科普书题材单一、语言枯燥、趣味性差等缺点，以大众用药需求为引领，站在用药者的角度，针对读者在全生命周期可能遇到的用药问题与困惑，用最通俗的语言，做最懂百姓的科普。把晦涩的医药知识变得浅显易懂、活泼轻松，让百姓可以真正掌握正确用药方法。对于中华医学会临床药学分会对我国药学科普事业所做出的努力和贡献，我深感欣慰，感谢编委会全体人员的辛勤付出，将这样一套易懂实用、绘图精良、文风活泼的药学科普图书呈现给广大读者，为百姓提供了指掌可取的药学知识。

如今，政府对科普事业高度重视、大力支持，人民群众对用药健康的关注日益迫切，可以说，《一生健康的用药必知》系列科普丛书正是承载着百姓的期望出版的。全民药学科普是一项系统工程，新一代的药学同仁重任在肩，担负着提升公众安全用药意识、普及合理用药知识的重任。为了让公众更直观地接触药学知识，提升公众合理用药的意识，新时代的药学科普工作者应努力提高科普创作能力，不断提升科普出版物的品牌影响力，更广泛地发动公众学习安全用药的知识，让药学科普普惠民生。

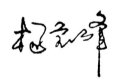

赵序

要建设世界科技强国，科技创新与科学普及具有同等重要的地位。但我国的科普现状令人担忧，一方面我国公民科学素养较发达国家偏低，同时虚假广告、"伪科学"数不胜数，严重误导民众，甚至出现"科普跑不过谣言"的局面。另一方面，现有的科普读物普遍存在专业性强、趣味性弱、老百姓接受度低的现象，最终导致我国科学普及度不高。药学科普是健康科普的重要组成，做好药学科普工作是我们这一代中国药学工作者的责任和使命。

什么样的药学科普能走进百姓心里？我想，一定是百姓需要的、生活中经常遇到的用药问题。中华医学会临床药学分会集结了全国临床药物治疗专家及一线临床药师力量编写了《一生健康的用药必知》系列科普丛书，目标是打造中国最贴近生活的药学科普，最权威的药学科普，最有用的药学科普。这套丛书以百姓需求为出发点，以患者的思维为导向，以解决百姓实际问题为目标，形成了14个分册，包含从胎儿、儿童、青少年、孕期、更年期直到老年的全生命周期的药学知识和面对特殊状况时的用药解决方案，其中所涉及的青少年药学科普、急救药学科普、旅行药学科普均是我国首部涉及此话题的药学科普图书。本套丛书用通俗易懂、形象有趣的方式科学讲解百姓生活中遇到的药学问题，让人人都可以参与到自身的健康管理中，可大大提升民众的科学素养。

《国务院关于实施健康中国行动的意见》中明确提出，提升健康素养是增进全民健康的前提，要根据不同人群特点有针对性地加强健康教育，要让健康知识、行为和技能成为全民普遍具备的素质和能力，并同时将"面向家庭和个人普及合理用药的知识与技能"列为主要任务之一。中华医学会作为国家一级学会，应当在合理用药科普任务中、"健康中国"的战略目标中贡献自己的力量。在此，感谢参与此系列丛书编写的所有编者，希望我们可以将药学科普这一伟大事业继续弘扬下去，提高我国国民合理用药知识与技能素养，为实现"健康中国"做出更大贡献。

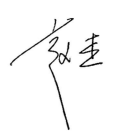

前言

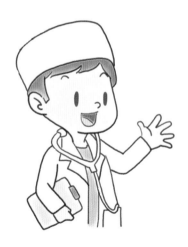

进入 21 世纪以来,中国全面步入人口老龄化社会。2021 年全国 65 岁及以上人口为 2.01 亿人,我国已成为世界上老年人口最多的国家。在我国快速步入老龄化的总体形势下,构建老龄健康体系迫在眉睫、势在必行。《国务院关于实施健康中国行动的意见》中指出,老年人健康快乐是整个社会文明进步的重要标志,应积极实施老年健康促进行动,推动实现健康老龄化。而健康老龄化的重要任务之一便是保障老年人的用药安全性和有效性。

根据当前我国现状,多数老年人同时患有多种慢性疾病,依据患者实际,需接受多药联合治疗。但由于老年人生理功能减退、用药风险管理能力减弱，老年人用药较年轻人更容易发生蓄积中毒及不良反应，加之不合理的使用药品，使临床上由药物引起的各种疾病的发病率正逐年上升。依据国家药品监督管理局发布的《国家药品不良反应监测年度报告（2021年）》，65岁以上老年人用药出现不良反应的比例持续走高，已连续6年呈小幅升高态势，其中重要原因之一便是老年人的不合理用药。老年人在用药问题上一直存在诸多误区，用药常识相对缺乏、用药行为不规范等都是导致用药安全问题频发和用药治疗无效的重要原因。

因此，帮助老年人规范合理用药就显得尤为重要。

《老年人健康用对药——老年人用药必知》一书根据老年人的用药特点及用药原则进行编写，全书详细讲解了老年人合理用药的基础知识、老年人常见疾病及相关药物的合理应用方法，以及老年人生活中的用药困惑，旨在帮助老年人规范用药，使用药更安全、更有效。

编者
2023年2月

目录

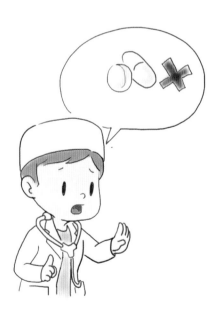

老年人用药必知
老年人健康用对药

1

每天要吃这么多种药，该怎么吃？

老年患者往往患有不止一种疾病，一种疾病看一个专科医生，每位医生开2~3种药，加起来需要同时吃很多种药，甚至有的一种疾病需要看好几个专科医生，用药品种更多。《老年人多重用药安全管理专家共识》显示，我国老年人平均患6种疾病，平均使用9种药物，多者可达30余种，用药种类平均是青年人的5倍以上。每天需要吃这么多种药，该怎么吃呢？

一、每天吃多种药，可能存在风险！

1. 老年人器官功能退化，药物不良反应发生率高

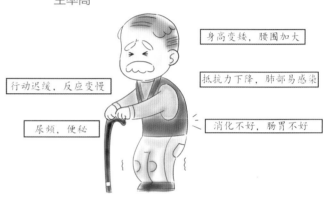

行动迟缓，反应变慢

身高变矮，腰围加大

抵抗力下降，肺部易感染

尿频、便秘

消化不好，肠胃不好

我们先来看看人体衰老后会发生哪些变化？随着年龄的增长，人体经历了很多变化，除了容貌的衰老，体内也在发生变化，如肠胃功能变弱：不能像年轻时一样"胃口倍儿棒，吃嘛嘛香"了；肝功能变差：不能喝酒后"千杯不醉"了；肾脏也会逐渐变小……这些变化让身体负担变重，让药物代谢、排泄减慢，过度用药可造成药物在体内蓄积，因此老年人不良反应发生率高，易出现药源性疾病。

老年人用药必知
老年人健康用对药

2. 多种药物一起吃，药物之间可能"会打架"

老年人吃药后出现副作用的情况比年轻人多，并且一次性吃药种类越多，越可能发生药物相互作用，从而引发更多的副作用。药物相互作用也分很多种，多种药物一起吃可能产生有毒物质；可能互相抑制，导致药效降低；也可能增加某种药物本身的毒性。比如常用的治疗感冒的"维C银翘片"和"999感冒灵颗粒"，里面都含有一种叫作"对乙酰氨基酚"的成分。对乙酰氨基酚是治疗感冒的成分，在正常剂量下使用非常安全，但如果同时服用这两种药物，由于重复用药可能导致摄入的对乙酰氨基酚量过大，肝、肾无法将其代谢、排泄出来，将损害人体健康。此外，头孢类抗生素和含有酒精的药物（如藿香正气水）合用，会产生"双硫仑反应"，表现为胸闷、气短、口唇发绀、呼吸困难、心率加快、血压下降、四肢乏力、面部潮红、多汗、头痛、恶心呕吐，甚至发生过敏性休克，严重的甚至会使服药患者失去生命。

所以，在使用多种药物时，一定要慎重，可以在医院询问医生和药师合理的用药方式。

二、怎么吃，如何做？

1. 学会间隔用药

在用药前一定要仔细阅读药品说明书，或取药时仔细聆听医生或药师的用药交代，通过餐前、餐中、餐后或时辰节律（早晨、午间、睡前）来进行间隔用药，如：

- 降压药（氨氯地平、缬沙坦）宜清晨服用。
- 促胃肠动力药（伊托必利等）宜餐前服用。

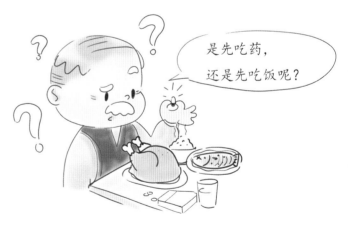

是先吃药，还是先吃饭呢？

- 降糖药（二甲双胍、阿卡波糖）宜餐中服用。
- 降血脂药（辛伐他汀、普伐他汀）宜睡前服用。

这样既可以增强药物的有效性，又可以最大限度减少药物的相互作用。

老年人常用药物中，这些药物不能一起吃。

药物种类	避免合用药物	相互作用
降压药		
非洛地平	伊曲康唑、红霉素、卡马西平、利福平	两种药物合用药效下降
硝苯地平	利福平	硝苯地平药效下降
美托洛尔	普罗帕酮、维拉帕米	引起心动过缓、低血压和心脏停搏
降糖药		
阿卡波糖	考来烯胺	降低阿卡波糖的降糖作用
瑞格列奈	吉非罗齐	可导致显著的低血糖
调脂药		
阿托伐他汀	环孢素、吉非罗齐	可引起横纹肌溶解和急性肾衰竭
辛伐他汀	环孢素、伏立康唑、克拉霉素、吉非罗齐	可引起横纹肌溶解
瑞舒伐他汀	环孢素	升高体内瑞舒伐他汀浓度，易导致不良反应
抗血小板药		
氯吡格雷	奥美拉唑、艾司奥美拉唑	氯吡格雷药效下降
阿司匹林	布洛芬	减弱阿司匹林抗血小板作用
抗抑郁药		
帕罗西汀	利奈唑胺、他莫昔芬	可导致 5- 羟色胺综合征
氟西汀	右美沙芬	右美沙芬代谢被抑制，加重右美沙芬不良反应

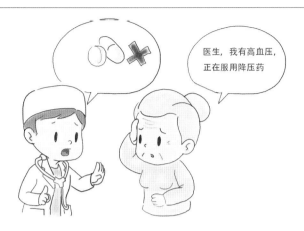

2

为什么
老年人用药的剂量和
成年人的可能
不一样?

2. 寻求医生、药师的帮助

在看医生、药师门诊时,可以主动告知医生、药师自己患有的疾病及所用的药物,以便医生、药师可以根据您的具体情况进行个体化药物治疗,包括药物品种选择和用药量,降低发生药物相互作用的风险。

最后提醒您注意: 如果患有慢性疾病需要长期用药,应定期门诊复查,随时了解自身的健康状况,最好固定一位医生治疗,尽量避免同时使用不同医生开出的不同处方药。在多种慢性病综合治疗时,用药应遵从少而精的原则,避免不必要的用药,用药品种一般不要超过 5 种,必要时寻求药师及医生帮助,重视非药物治疗。

南昌大学第一附属医院:刘婧

药品说明书上写的药品用量是根据大量的研究数据得到的,这些数据的来源以成年人(中青年人群)为主。然而,随着年龄的增长,人体生理条件会发生变化,药物在体内的过程(吸收、分布、代谢、排泄)也会随之改变,这时说明书上标注的用量可能就不太合适了,要根据每个人具体的身体状况(包括肝、肾功能,体重,体脂,体循环等情况)重新计算适合的药量。这个适合的药量可以让疾病得到治疗的同时,尽可能减少药物对身体的伤害。

一、年龄对药物的"体内旅行"所产生的影响

1. 影响吸收 胃是脱去药物"外衣"的地方，在胃酸的作用下，药物从药片、胶囊等中释放出来。老年人胃酸分泌减少，影响药物"脱衣服"的速度，但因为胃动力减弱，药物在胃里可以停留更长时间，所以不太影响药物的释放。小肠是身体吸收药物进入血液的地方，老年人因肠道血流速度下降，减慢了药物吸收，但也因为肠蠕动减慢，而增加了药物在肠道的滞留时间，从而不太影响药物的吸收。

所以，虽然老年人胃肠功能减退，胃酸分泌减少，胃肠血流量下降，但是对绝大多数的口服药物而言，这些因素并不影响其吸收。

2. 影响分布 药物吸收进入血液，一部分与血浆蛋白结合，一部分游离在血液里，游离在

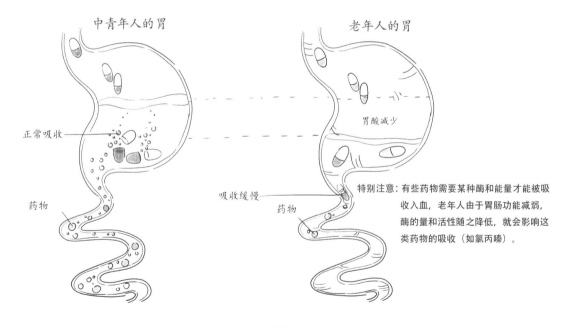

中青年人的胃

老年人的胃

胃酸减少

正常吸收

药物

吸收缓慢

药物

特别注意：有些药物需要某种酶和能量才能被吸收入血，老年人由于胃肠功能减弱，酶的量和活性随之降低，就会影响这类药物的吸收（如氯丙嗪）。

血液里的药物才能进入生病组织，发挥药效。随着年龄的增长，身体里的脂肪相对增加，体液与非脂肪组织则相对下降，血红蛋白含量改变，使药物在体内分布改变，影响药物在血液中的"有效浓度"。

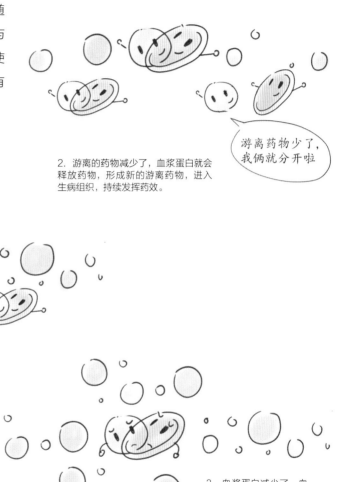

2. 游离的药物减少了，血浆蛋白就会释放药物，形成新的游离药物，进入生病组织，持续发挥药效。

1. 药物在血液里，一部分与血浆蛋白结合，一部分游离在血液里，游离在血液里的药物才能进入生病组织，发挥药效。

3. 血浆蛋白减少了，血液中的游离药物增加，药物的毒副作用风险升高。

老年人用药必知
老年人健康用对药

3. 影响代谢　肝脏是药物代谢的主要器官，肝脏功能的减退会导致药物代谢速度变慢，造成药物在体内蓄积。肝脏对于人体，相当于空气净化器对于房间，空气净化器效能降低时，过滤空气中的有害物质的能力降低，使得有害物质在空气中的滞留时间延长，对身体的伤害变强。同样的，老年人肝功能下降，代谢能力差，可影响药物对人体的作用。

4. 影响排泄　肾脏是人体主要的排泄器官，肾脏排泄是药物排泄的主要途径之一。随着年龄的增长，肾脏的血流量下降、过滤速率减慢，使药物的排泄变慢，增加了其在体内的时间。

二、老年人需要较小的药量以确保安全

由于老年人的身体功能或多或少相比年轻人有所退化，多数药物的吸收虽不受年龄影响，但是代谢和排泄能力明显减弱，使得药物在体内的时间增加，产生不良反应的风险随之升高。因此，老年人应首选不经肝脏代谢或经肝脏代谢较少的药物，尽可能减少肝脏负担。

老年人用药剂量多采取小剂量给药原则：

√ 大多数药物应采取"低剂量，缓增量"方式用药。

√ 60 岁以上的老年人，一般为成人剂量的 1/2 或者 3/4。

√ 根据老年人的体质，肝、肾功能制订个体化给药方案，适当调整药物剂量。

西京医院：赵瑾怡

老年人用药必知
老年人健康用对药

3

忘了吃药怎么办，
如何补救？

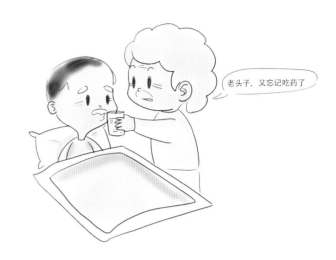

老头子，又忘记吃药了

从医院取回来的药都附有服用时间清单，医生、药师千叮咛万嘱咐，一定要按照清单上的时间和用量来吃药。老年人记忆力减退容易忘事，特别是患有几种慢性病需同时服用多种药物的老年人，或多或少都出现过忘记自己是不是吃过药的情况。忘记吃药了，到底要不要补吃，怎么补才最科学？

一、通用原则——1/2 补服原则

漏服药后及时正确补服，能最大程度降低对治疗的影响。最精确的时间点是两次用药间隔时间的 1/2。

根据不同药物，有以下几种补服方法，具体请咨询医师或药师。

▲ **算一算：补不补，根据时间算。**

补：一般而言，如果发现漏服的时间是在两次用药间隔的 1/2 以内，应按原剂量即刻补服，下次服药仍按原服药的时间点进行。

不补：如果发现漏服时间已超过用药间隔的 1/2，则不必补服，按原设定时间服药。

▲ **保证服药间隔：补服药，下次吃药应顺延。**

对于某些药物，例如说明书写了一日 2 次，那么服药时间就是 12 个小时，补服后，下次用

老年人用药必知
老年人健康用对药

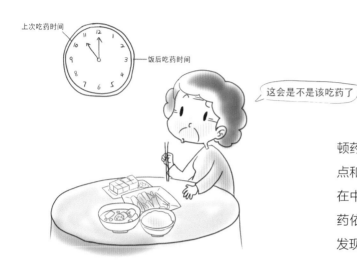

简而言之，忘记吃药，如果时间很短，可以马上补服，下顿的药仍按原来的间隔时间服用，但如果时间很长，已接近下一顿服药时间，就不要补了，下顿药一定要按时服用。例如：原计划应在早上7点和下午15点服药，早上的那次漏服了。如果在中午11点前发现，可立即补服，并且下午的药依旧在15点服用。而如果在中午11点以后发现漏服，则无须补服，下午15点服药即可。

对某些特殊药品，如以地高辛、氨茶碱、苯妥英钠、卡马西平、秋水仙碱、碳酸锂、丙戊酸钠为代表的一类药物，因为治疗剂量与中毒剂量相近，请咨询医师或药师是否需要补服。

药就要顺延，保证间隔12个小时。

▲ **看用药次数。**

对于每天服用1次的药物，当天发现漏服应立刻进行补服，次日发现漏服则无须补服，按原剂量服药即可。比如降压药硝苯地平控释片，当日可及时补服，并监测血压变化，次日则无须补服。

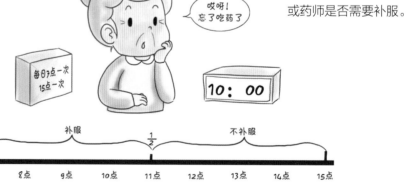

二、特殊用药补服原则

1. 氨氯地平等长效降压药一般每天需服用1次，在服药后48小时甚至72小时内可维持稳定血药浓度。当日发现漏服可立即补服，次日发现则不必补服。

2. 降糖药的补服方法与种类有关。

● 单独用盐酸吡格列酮等胰岛素增敏剂，一般不会引起低血糖，漏服者可当日补服。格列吡嗪片、格列喹酮片通常要求在餐前30分钟服用，若吃饭前想起，可服药后将进餐时间推后30分钟。如果在两餐之间才想起来漏服，可根据血糖情况调整。如果血糖轻微升高，可以增加活动量，不必补服药物。如果血糖升高明显，可以当时减量补服药物。到了下一餐才想起就不需要补服了，以免造成低血糖。

● 对于格列吡嗪控释片、格列齐特缓释片、格列美脲等中长效药物，通常要求每天早餐时服用1次，若午餐前想起漏服，可根据血糖情况补服。如果午餐后才想起来，可以视情况半量补服，如果是年龄较大或者平时血糖控制较好的患者，可以漏服一日，防止出现夜间低血糖。

● 服用瑞格列奈和那格列奈出现药物漏服后，可参照短效磺酰脲类药物如格列喹酮的补服方法。服用阿卡波糖、伏格列波糖这类药物时需要餐前或与前几口食物嚼服，餐中想起漏服，可以立刻补服，吃完饭2小时以上才想起漏服，不建议补服。

● 服用二甲双胍的患者一般不会出现低血糖，用量较小或联合用药的患者可以通过增加运动的方式弥补漏服，或者测量血糖后考虑是否需要补服。服用DDP-4抑制剂如阿格列汀、西格列汀、沙格列汀、利格列汀的患者一般不会出现低血糖，一般一日1次给药，如果出现漏服，可在当日补服。

3. 激素类药物的补服方法需要根据治疗方案调整。如果按隔日1次的方案，在服药当日或次日发现漏服应即刻补服，并及时调整方案，服药时间顺延。如果按每日1次的用药方案，在发现漏服后应即刻补服，次日发现则不必补服。

三、这顿忘了，下顿药量翻倍可以吗？

千万不可以！非常危险！

剂量加倍，药效过强，不良反应也相应增加，比如降糖药和降压药的过量服用，容易引起低血糖和低血压；而一些安全范围窄、毒副作用强的药物，如地高辛、氨茶碱等，则很容易因药效过强引起中毒。

四、怎样避免漏服药的情况发生？

为了防止药物漏服或重复服用药物导致疾病反复，您有必要采取一些小措施来帮忙，下面就来为您支两招。

√ **设定闹钟、电子设备等。**设定闹钟可以提醒吃药的时间。使用手机等电子设备也是一个相当不错的选择，不仅能够提醒吃药的时间，还可以将药物的注意事项写在备忘录上，避免错服、误服药物。

√ **购买分类药盒。**可以买一个分类药盒，放在明显的地方，在分类药盒上注明服用药物的药名和日期。每天服用药物后在相应的位置上打勾，这样保

持一周左右就可以养成良好的服药习惯，大大降低忘记吃药的概率。现在市面上还有新型的电子提醒药盒，将闹钟和药盒的功能合二为一，大大方便了患者。

√ **固定放置药箱。**把药箱放在固定且显眼的地方，每次吃饭时或者清晨起来就可以看到，提醒您不要忘记吃药。

√ **制定用药表格。**把每天需要服用的药物按照药品名称、用药剂量、用药时间制定一个表格，或者请家人帮忙制定，放在显眼的地方，例如冰箱上、镜子上。用药后在后面打上对勾，这样就不会忘记吃药了，而且也能清楚地知道上次到底有没有吃。

√ **住院治疗。**对于依从性太低，缺乏自理能力的老年人，不妨住院治疗，接受医疗机构专业的治疗和护理，为健康保驾护航。

杭州市第一人民医院城北院区
杭州市老年病医院：杨潜前
南昌大学第一附属医院：王　琳

4

广告上的"灵丹妙药" 真的可以 "药到病除"吗？

你有没有在电视上见到一群"神医"，他们头发花白，神采奕奕，有时是"秘方传人"，有时是"名校教授"，有时摇身一变又成了"养生专家"。他们滔滔不绝地讲着各种疑难杂症，吹嘘他们的药品能"根治百病、药到病除"，是疗效神奇的"灵丹妙药"。事实上，这些药品往往是毫无治疗作用的普通保健食品，甚至是假药劣药，而这些所谓的专家也是"虚假药品广告表演艺术家"。他们以不同专家身份常年通过各种媒体渠道，夸大宣传药品疗效，兜售所谓的"神药"，欺骗老百姓，是严重的违法行为。听信这些虚假的药品广告，购买他们的产品来服用，可能延误病情甚至危及生命。因此，我们要练就一双火眼金睛，看穿虚假药品广告，以防上当受骗。

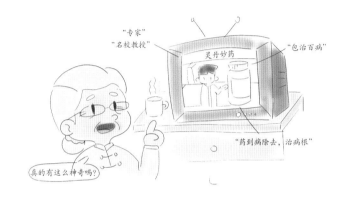

一、什么是虚假药品广告？

药品广告作为商业广告的一种，其目的主要是通过一定的媒介和形式介绍具体药品品种，直接或间接地推销自己的药品。药品广告必须具备真实性、科学性及合法性。

虚假药品广告则是利用老百姓对于医药学知识的缺乏，使用难以理解和容易引起混淆的医

老年人用药必知
老年人健康用对药

学、药学术语，造成老百姓对药品功效与安全性的误解，从而直接或间接怂恿老百姓任意、过量地购买和使用药品，可对公众的经济、精神以及健康造成损害。

二、虚假药品广告有哪些骗人的伎俩？

骗术一： "慢性病""疑难杂症"药到病除。

骗术二： 夸大功效或治愈率。

骗术三： 明示暗示包治百病、适用于所有症状。

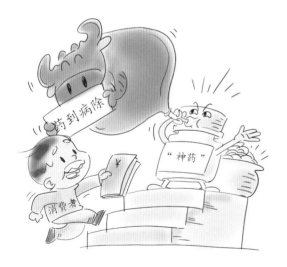

骗术四： "神医""传人"传经送宝，"专家""教授"来代言。

骗术五： 抓住老百姓迷信高科技的心理，突出"高大上"的概念。

虚假药品广告一般针对中老年人常见的健康问题，极力夸大药品疗效。如宣称能治愈高血压、糖尿病、腰颈疼痛等慢性疾病，或攻克了目前医学上的难题，如恶性肿瘤、皮肤顽疾等。事实上，糖尿病和高血压都是慢性疾病，只能通过药物进行控制、延缓疾病的进展以及减少并发症的产生，很多疑难杂症根据现有的科学手段尚无法完全治愈。因此，宣称"药到病除""疗效最佳""根治""安全无副作用"等的药品广告，老年朋友们千万不要信！

三、面对虚假药品广告，怎样才能避免上当受骗？

√ 到正规的医疗机构和药店购买药品。

√ 买药时在包装盒上查验批准文号，药品批准文号为"国药准字"等字样，而"国食健字"或"卫食健字"开头的是保健食品的批准文号。

✓ 对各种媒体上的药品广告信息要辨别真伪。药品广告需经药品监管部门审批，取得药品广告批准文号后才能发布，广告上应有广告批准号[×药广审(文)第×××××××××号]。

✓ 遇到用药问题可咨询正规医院的医生及药师，或从专业权威的药学知识科普平台获取正确的药物知识。

最后，给老年朋友们提个醒：得病了要去正规医院找医生看，千万不要盲目相信各种媒体上的虚假药品广告，遇到自己拿不准的事情，一定要多与子女沟通，不要轻易购买来历不明的药品。如果一时不慎买了这些所谓的"灵丹妙药"，发现被骗后，不能自认倒霉，一定要坚持维权，及时拨打食品药品投诉举报电话 12331 进行维权！

南昌大学第一附属医院：赖敏芳

5

保健食品不是药，补充膳食营养好

自从 1492 年哥伦布发现新大陆后，人类开始了史无前例的航海探险，伴随着大航海时代的来临，一种在船员中肆虐的怪病让船员身体无力、精神萎靡、全身疼痛、牙龈出血，甚至血管脆弱爆裂而死。人们对它束手无策，整个大航海时代，约有 200 万名海员死于这种怪病。后来人们才知道这就是得了"坏血病"，其根源是船员体内缺乏一种营养素——维生素 C。船员由于长期在海上，吃蔬菜瓜果少，导致了维生素 C 的缺乏，预防这种疾病很简单，服用柠檬汁即可。这是人类第一次真正意识到营养不均衡会带来如此严重的后果。伴随着科学的不断发展，人们认识到，保持健康需要碳水化合物、脂肪、蛋白质、矿物质、维生素等营养物质的均衡摄入。但是，由于各种原因，如生活习惯、偏食、饮食文化等，人们对营养的摄入很难均衡，所以需要有针对性地补充营养素。这就有了我们今天说的：保健食品。

因此，保健食品本质上就是食品，不可以治病。可能由于保健食品多是"药"的模样（胶囊、片剂、粉末、口服液等），所以就会让人误以为保健食品有药的疗效，但这其实是假象。

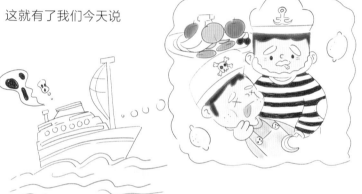

一、保健食品，只是一种特殊的食品

保健食品，又称功能食品，是帮助人体获得更为均衡营养的物质。在我国，《保健食品管理办法》中明确规定，保健食品是指表明具有特定保健功能的食品。即适宜于特定人群食用，具有调节机体功能，不以治疗疾病为目的的食品。

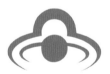

保健食品标志，
俗称"蓝帽子"

应正确看待保健食品，不可被它的"外表"所骗。千万不可相信对保健食品的各种"功效""治疗"等的虚假宣传。

老年人用药必知
老年人健康用对药

二、保健食品与一般食品的区别是什么？

▲ **共性：**都能提供人体生存必需的基本营养物质，都具有特定的色、香、味、形。

▲ **区别：**保健食品含一定量的功效成分（生理活性物质），具有特定功能；而一般食品不强调特定功能。

保健食品比食品更具有针对性，如针对性地补充维生素 C，但是绝不可替代食品。

三、如何吃出健康？——老年人膳食宝塔

老年人膳食宝塔共分五层。

第一层：谷类、薯类及杂豆，建议老年人每日食用量应达到 200～300g（以原料的生重计算）。选择应重视多样化，粗细搭配（全谷物和杂豆 50～150g，薯类 50～100g）。在食用粗粮时，应注意粗粮细作，以适应老年人的消化功能。

第二层：蔬菜和水果，每天应吃 300～500g 蔬菜和 200～350g 水果。

第三层：鱼、禽、肉、蛋等动物性食物，每天应该吃 120～150g（其中鱼虾 40～50g，

畜禽肉 40～50g，蛋类 40～50g）。

第四层：奶类及奶制品、豆类及坚果食物，每天应吃相当于液态奶 300～500g 的奶类及奶制品，以及豆类及坚果食物 25～35g。

第五层：烹调油和食盐，每天摄入烹调油 25～30g，食盐不超过 5g。

同时，老年人每日至少应喝 1 500～1 700ml 水。

四、老年人的常用保健食品

1. 钙片

● **选择理由：**老年人饮食摄入容易不足，可以通过服用营养补充剂补足营养。随着年龄的增长，老年人钙的流失量远大于摄入量，需要针对性地补充钙，以维持体内钙的平衡。年龄大于 65 岁时，每日钙补充量至少应达 800～1 000mg，每次摄入的钙不宜超过 500mg，最好随餐服用。一般人群选择碳酸钙即可，对于胃酸分泌不足，消化吸收弱的人群，可选用柠檬酸钙。

● **饮食补充：**可以从乳制品、大豆制品、坚果和绿叶蔬菜中摄入钙，但要做到每天喝 300g

牛奶，吃500g绿叶蔬菜，以及25～35g大豆（或等量的豆制品）也不是那么容易的。单凭食物吃不够，就需要服用钙补充剂了。特别是对于老年人，钙的需求量比较大，更有必要重视钙的补充。

2. 维生素D

● **选择理由**：维生素D很难食补够量，一般需要额外补充。维生素D能促进钙的吸收，对老年人补钙非常重要，不可脱离维生素D单独补钙。65岁以上的老年人每天需要补充600单位维生素D，所以在购买钙片时，可优先考虑含有维生素D的钙片，但要关注钙和维生素D的日摄入量。

● **饮食补充**：可以通过吃一些蘑菇、蛋黄、动物肝脏来获取维生素D，也可以通过晒太阳来促进维生素D的合成。但通过这两个方法一般很难补足身体所需，所以通常需要通过补充剂来额外补充。

3. 维生素C

● **选择理由**：65岁以上的老年人，可能由于牙口或者肠胃问题，不太喜欢吃蔬果，可以适当补充维生素C。维生素C对于维持身体免疫是必需的，但并不是越多越好。每天100～200mg就够了，要是超过了2 000mg的安全上限，有部分人可能会出现腹胀、腹泻等中毒症状。对于维持免疫力来说，坚持健康饮食、适量运动以及保证充足睡眠，才是关键。

● **饮食补充**：推荐老年人每天

中国老年人平衡膳食宝塔

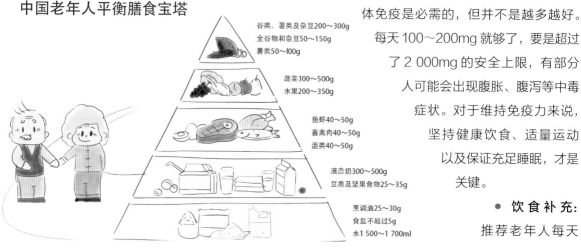

谷类、薯类及杂豆200～300g
全谷物和杂豆50～150g
薯类50～100g

蔬菜300～500g
水果200～350g

鱼虾40～50g
畜禽肉40～50g
蛋类40～50g

液态奶300～500g
豆类及坚果食物25～35g

烹调油25～30g
食盐不超过5g
水1 500～1 700ml

吃 300～500g 蔬菜、200～350g 新鲜水果，这样就能保证摄入足够的维生素 C 了。

4. 维生素 B 族

● **选择理由：** 对于普通人来说，能通过正常饮食摄入足量的维生素 B 族，一般不会出现缺乏的情况，所以并不需要额外补充。但 65 岁以上的老年人，可能由于牙口或者肠胃问题，肉类摄入较少，平时饮食以素食居多，容易出现维生素 B 族缺乏的情况，可以考虑额外补充维生素 B 族。

● **饮食补充**

维生素 B_1 广泛存在于米糠、蛋黄、牛奶、番茄、瘦肉等饮食中，能增进食欲，维持正常神经活动，成人每天需要摄入 1～2mg。

维生素 B_2 又名核黄素，大量存在于谷物、蔬菜、牛奶和鱼等饮食中，成人每天应摄入 2～4mg。

维生素 B_3 的食物来源有绿豆、芝麻、花生、香菇、无花果、蛋、鸡肉、肝脏、瘦肉、鱼、全麦制品等，建议成人每天摄入 13～19mg。

维生素 B_7 几乎所有的食物都包含它，建议男性每天摄入 0.03mg，女性每天摄入 0.01mg。

维生素 B_{12} 是人体造血不可缺少的物质，人体对维生素 B_{12} 的需求量极少，每天仅需要约 12μg，在一般情况下不会缺少。

5. 复合维生素

● **选择理由：**《2010—2012 年中国居民营养与健康状况监测》显示，内地居民中维生素 A、维生素 B_1、维生素 B_2、维生素 C 都存在摄入不足的情况，分别有 77.0%、77.8%、90.2% 和 67.7% 的人摄入量低于平均需要量。对于饮食不规律、食物摄入不均衡的老年人，可以考虑适当补充复合维生素。

健康小贴士

保证"吃进来"和"流失掉"的营养平衡，是身体维持健康的基本需求，尽可能地优化饮食结构，选择身体需要的吃；当饮食无法满足身体对某些物质的需求时，可针对性地选用保健食品进行补充；若已经影响健康，发展为疾病，应在医生的指导下使用药物治疗，万不可迷信保健食品，同时也不可用保健食品代替均衡饮食，妄图通过保健食品获得全部营养。

西京医院药剂科：赵瑾怡

老年人用药必知
老年人健康用对药

6

预防骨质疏松，
如何科学补钙？

随着年龄的增长，老年人身体中的钙质逐渐丢失，您是否也曾出现过腰酸背痛腿抽筋呢？老年人缺钙会引起一系列疾病，最常见的就是骨质疏松症。在中国，约有 1.12 亿人受到该病带来的困扰，已经成为严重的公共卫生健康问题。如果不及时补充，缺钙可能导致更严重的疾病。因此，对于老年人来说，定期去医院检查骨密度十分必要。如何通过科学补钙预防骨质疏松？今天我们一起来了解一下。

一、老年人每天需要摄入多少钙？怎么吃才能平衡补钙？

《中国居民膳食指南（2022）》建议，18 岁到 50 岁的成年人，每天所需钙含量是 800mg；而 50 岁以上的中老年人，由于钙流失量更大，所以补充量要更多一些，需要达到的钙摄入量是 1 000mg，但是我们要注意，补钙并非越多越好，每天钙摄入量的上限是 2 000mg。

最安全、最可靠、最经济的补钙方式首推牛奶及奶制品，每 100ml 的牛奶中就含有

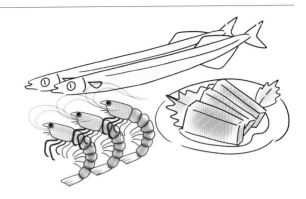

100mg 的钙。牛奶中除了富含钙之外，还含有各种微量元素，能更好地促进钙的消化和吸收。不止牛奶，其他奶制品，包括酸奶、奶酪、奶片等，都是良好的钙来源。其次就是豆制品，如黄豆、豆腐，但是我们要注意，豆制品不宜与富含草酸的蔬菜（菠菜、韭菜）同时食用，因为钙与草酸会发生化学反应，妨碍人体对钙的吸收。

这里有一个常见的误区，就是豆浆的钙含量其实并不像人们想象的那样多，每 100g 豆浆中的钙含量只有 10mg，仅为牛奶的十分之一。而米饭、苹果、瘦肉、骨头汤的钙含量就更低了，不是补钙的首选。

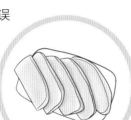

此外，在绿叶蔬菜里，有很多帮助骨骼修复的成分，如维生素 K 和维生素 D，

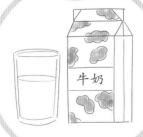

可以促进钙储存在我们的骨骼里，防止钙流失。因此，建议老年人每天喝 250～300ml 牛奶，并且配以 400～500g 的绿叶蔬菜，另外再吃些全谷物食品，以及红肉、水产品。这样可以基本满足老年人对钙量的需求。

二、什么时候需要选择补钙剂进行补钙？如何选？

钙对人体来说必不可少，不仅是构成骨骼和牙齿的重要元素，也参与维持多种重要的生理功能和预防某些疾病。钙的总量在青少年时期一直增加，到 30 岁左右达到顶峰，之后逐渐流失。所以要关注钙的摄入情况，当饮食无法满足时，可选择补钙剂进行补钙。目前市售的钙剂琳琅满目、种类繁多，大致可以分为两类。

老年人用药必知
老年人健康用对药

种类	品种	优点	缺点	不适宜人群
无机钙	碳酸钙、磷酸钙、氯化钙	含钙量高 价格低廉	可引起嗳气、便秘等消化系统不良反应	患有消化系统疾病如胃炎、胃溃疡等的人群
有机钙	乳酸钙、柠檬酸钙、醋酸钙	水溶性好 易吸收	价格较高	—
	葡萄糖酸钙		含有一定糖分、价格较高	糖尿病患者

老年人在选择钙剂时，既要注意看钙的含量，也要注意看钙剂中添加的成分。目前市面上的钙剂中钙的含量相差十分悬殊，因此在选择补钙剂时，一定要看清楚说明书。另外，维生素 D 可促进钙的吸收，氨糖控制着人体骨关节软骨滑膜的代谢，能够大量催生和补充关节滑液，而软骨素与氨糖配合有促进软骨再生的功效，能改善关节问题。因此老年人在购买钙剂时，还应注意钙剂中是否添加了这些成分。

老年人要根据自己的体质选择最适合自己的补钙剂，并非是价格越高越好，合适您的才是最好的。

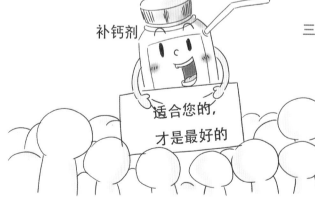

补钙剂

适合您的，才是最好的

三、为了补钙效果好，还需要注意些什么？

√ **在补钙的同时，还需多晒太阳。**建议您每天晒 20 分钟的太阳，通过晒太阳来获取维生素 D，可促进钙的吸收。

√ **睡前 2 小时服用钙剂效果最好。**在半夜或凌晨，身体中钙代谢速度快，晚上补钙可以减轻缺钙引起的失眠、抽搐等状况，但如果您患有胃酸分泌不足，还是建议餐后半小时服用。

√ **补钙时要多喝水。** 大量喝水能在一定程度上提高钙的吸收率。

√ **要避免牛奶和豆制品同时服用。** 豆制品中所含的成分可能会影响牛奶中的钙质的吸收。

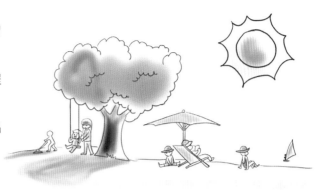

四、钙片可以一直吃吗？

服用钙片也并不是多多益善，过量服用钙片，不仅不能补钙，还会对您的身体造成损伤。

1. 增加患骨质疏松的风险。补钙过多不仅不能降低骨质疏松的发生率，相反，会增加骨质疏松患者髋部骨折的风险，因为钙摄入过多可能会导致骨的硬度增加从而影响钙的吸收。

2. 增加患结石病的风险。如果钙摄入过多却不能被吸收，就可能与草酸类蔬菜（如菠菜）结合后形成草酸钙结石。

3. 增加心脏损伤的风险。血液中的钙含量增加，可能会导致高钙血症，这时会加速动脉中沉积物的形成，最终由于动脉粥样硬化而加速心脏病的形成。

使用钙剂来补钙，一般服用 2~3 个月，需要停一段时间，然后再继续服用，同时您可以定期去正规医院做血钙含量的测定及骨密度测量，以此来指导您补钙的用量和时间。老年人基础疾病比较多，在服用补钙药物之前，最好还是先去正规医院就诊，听听医生的意见。对于患有某些疾病或正在服用某些药物的人群，需要具体情况具体分析。

南昌大学第一附属医院：刘　婧
杭州市第一人民医院城北院区杭州市老年病医院：蔡翀音

7

急性心肌梗死和急性
缺血性脑卒中需了解，
正确处理保性命

据 WHO 统计，全球范围内急性心肌梗死和急性缺血性脑卒中的死亡率呈逐年上升的趋势，且半数患者在到达医院之前已经死亡，是导致老年人猝死的主要原因之一。心梗、脑梗是人们通俗的叫法，针对突发性疾病主要是指急性心肌梗死和急性缺血性脑卒中。生命对于我们每个人而言只有一次，当遇到意外发生时，现场急救往往是挽救生命的"黄金时间"，在等待救护的时间里，如何正确处理才能保性命？让我们一起来解读其中的秘诀。

一、尽早识别和正确干预——避免错过挽救心肌梗死的最佳时机

心肌梗死是由于冠状动脉急性闭塞造成的心肌坏死，表现为胸部不适、合并或不合并呼吸困难、恶心和冷汗等。在心梗事件发生前的数日或数周，大约 2/3 的患者会出现前驱症状，包括不稳定型或恶化型心绞痛、气急或乏力等，当发生异常时，需要及时发现并做好预防。一旦发生心肌梗死，应立即拨打急救电话，不要惊慌，让患者慢慢躺下休息，在救援到来之前尽量减少不必要的体位变动，不要随意搬动患者、背着或搀扶患者勉强行走去医院，以防加重心脏负担使心肌梗死的范围扩大。同时，应立即舌下含服硝酸甘油 1 片，5 分钟后可重复服用，或嚼服阿司匹林，部分患者可以避免心肌梗死的发生，常见干预措施如下：

- 吸氧。
- 服用阿司匹林（嚼服阿司匹林咀嚼片 325mg）。
- 服用硝酸酯类药物（常用硝酸甘油舌下片，急性发作时应于舌下或口腔颊黏膜处含化一

片，可每 5 分钟重复一次直至症状缓解）。

● 转运至合适的医疗中心。

入院前干预（包括做心电图、嚼服阿司匹林325 mg、使用硝酸酯类药物或阿片类药物进行疼痛管理）可减少死亡率和并发症风险。另有研究发现，冬春寒冷季节是心梗的高发时节，需要警惕。

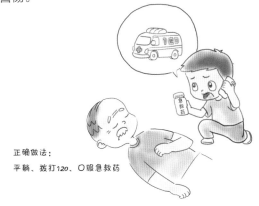

正确做法：
平躺、拨打120、口服急救药

二、院前救治——急性缺血性脑卒中抢救成功的关键

急性缺血性脑卒中是大脑内部的组织因为血液循环不畅导致的软化坏死，通常从上肢受累，然后发展为整个偏侧身体的神经功能障碍。临床表现以猝然昏倒、不省人事、半身不遂、言语障碍、智力障碍为主要特征，病情严重时会出现偏瘫、失语，甚至昏迷。对于突发急性缺血性脑卒中的老年人，一般神志是清醒的，家人应防止他们过度悲伤和焦虑不安。

救治一般分为三个阶段：院前、急诊、住院治疗。

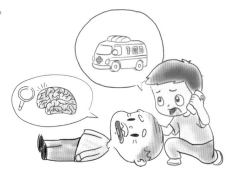

院前急救是抢救的关键，首先应拨打急救电话，其次是现场处理：

1. **体位方式**　有研究显示，仰卧位有利于改善脑血流和脑灌注，对可以耐受平躺且无低氧的患者应取仰卧位，对有气道阻塞或误吸风险及怀疑颅内压增高的患者，建议头部侧位且抬高20～30°以避免呕吐导致误吸。

2. **气道保护**　需及时清除呼吸道分泌物，保持气道通畅。

3. 血糖检测　对每一位疑似卒中的患者必须快速检测血糖，因为低血糖会导致类卒中样发病。

同时积极配合急救人员及时将患者转运至最近的医疗中心。

三、掌握正确的急救方法——给生命再一次机会

据国际红十字会统计，全球只有 12% 的成年人能在突发事件中采取急救措施，其中仅有 5% 是有效的。无效甚至是错误的急救意识、方法或行为，不仅不能救命，甚至可能"要命"。心梗、脑梗大多起病急、发展快、病情重，且在家中发生居多，若抢救不及时或措施不当，很容易危及生命，一旦发生，病情会不断进展，越早进行救治，坏死的面积就越少，并发症的发生率就越低，预后就越好。老年人是心脑血管疾病的高发人群，主动学习和掌握突发状况的处理原则，不论是对自己的家人或者偶遇的老年人，当发生紧急事件时，能够沉稳和正确地进行处理，就能挽救更多人的生命。

西京医院药剂科：葛洁

8

常用药物阿司匹林，您吃对了吗？

阿司匹林因为是心脑血管疾病患者最常用的药物之一而被大家所熟知，很多中老年人平常会通过吃它来预防或改善心脑血管方面的问题。阿司匹林已应用百年，成为医药史上三大经典药物之一。其最早作为止痛药广泛应用于临床，后来人们发现阿司匹林可以抑制血小板聚集，预防血栓形成，现在它更多地被应用在心脑血管疾病的防治上。阿司匹林既是救命药，但其也有副作用，可导致消化道出血和脑出血。因此，要安全有效应用阿司匹林，应该怎么吃才对呢？

一、阿司匹林有哪些作用？

阿司匹林具有解热、镇痛、抗炎、抗风湿的作用，除此之外，其还具有抗血小板聚集的作用，可以帮助阻止血栓的形成。阿司匹林是预防心脑血管疾病的最有效药物之一，临床上常用于治疗冠心病、脑卒中，预防高血压合并高血脂、糖尿病合并心血管风险等。另外，有部分研究显示，阿司匹林对阿尔茨海默病、老年白内障、部分不孕症等疾病的治疗也有一些益处，也可延缓某些癌症的发展进程，但目前并没有到达广泛推荐的地步，需在医生指导下用药。

二、哪些人应该吃阿司匹林？哪些人不能吃？

关于使用阿司匹林的主要人群，可以分为两类。

第一类就是已经确诊为心脑血管疾病的人，这类我们称其为二级预防人群。这些人只要没有相关的禁忌证，通常来说需要服用阿司匹林来防止心梗、脑卒中等情况的出现。

第二类主要是指那些还未被确诊为冠心病

阿司匹林禁用和慎用人群

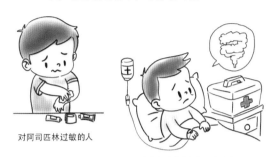

对阿司匹林过敏的人

有高度消化道出血风险的人

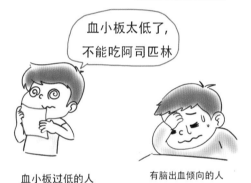

血小板太低了，不能吃阿司匹林

血小板过低的人
（血小板计数低于50×10⁹的患者禁用）

有脑出血倾向的人

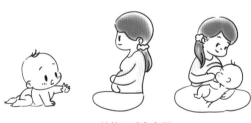

其他不适宜人群

或者脑血管病，但存在高血压、糖尿病、高脂血症，或者有肥胖症状、长期吸烟、有心血管疾病家族史等多项危险因素的人，这类我们称其为一级预防人群。这些人在进行危险性评估后，也是需要服用阿司匹林的。

阿司匹林虽好，但有三类人绝对不能吃：一是对阿司匹林过敏的人；二是有高度消化道出血风险的人；三是血小板计数过低的人（血小板计数低于 50×10^9 的患者禁用）。

另外，有脑出血倾向的人要慎用阿司匹林，需要专科医生或药师仔细评估再发卒中和出血的风险，对阿司匹林不耐受者，可以服用其他药物代替阿司匹林。

三、服用阿司匹林时需要注意什么？

1. 注意剂型

阿司匹林有不同的剂型，包括普通平片、泡腾片、分散片、肠溶片等，最常用的是阿司匹林肠溶片，应注意空腹服用。因为肠溶片到了肠道才会分解，药物才能被吸收，如果饭后吃，会延迟药片到达肠道的时间，药物在胃里会部分分解，易引起一些胃病症状。另外还要注意，阿司匹林肠溶片必须整片吞服，不能掰开、嚼碎，否则会破坏其结构，但如果遇到脑梗、心梗急性发作，可在急救专业人员指导下足够剂量嚼碎服

阿司匹林的不同剂型

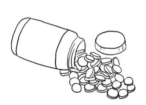

普通平片：建议餐后服用避免胃肠刺激，心梗发作时在医生指导下嚼服有一定作用。

泡腾片：用100~150ml饮用水冲泡药片，药物溶解完全后摇匀服用。

分散片：可溶于水，待药片分解后服用溶液，不影响药效。

肠溶片：长期服用最常见的剂型。除非有特殊要求，否则建议整片吞服，不要掰开或嚼碎，适合餐前服用。

用。具体吃哪个规格、哪种剂型，每天吃几片，怎么吃都需要遵医嘱。

2. 注意服用时间

▲ 阿司匹林每天应何时服用？

关于这个问题目前仍有争议，临床上对于到底是晚上服还是早晨服各执一词。从药效上来讲，目前专家的共识是：长期服用阿司匹林的作用是持续性的，早晚没有多大区别，关键是坚持服用。

▲ 什么时候可以停药？

当血管内出现要长血栓的迹象，或者是出现心脑血管方面的问题时，我们就需要服用阿司匹林。服用它的目的是降低血管出现血栓等急性问题的风险，因为一旦出现这样的问题，可能在短时间内就会夺走人的生命，为了避免这种情况的发生，阿司匹林需要坚持服用，不能随意停药。另外，有研究发现，吃一段停一段要比连续服用发生梗死的概率高 18%，所以为了提高自身的生存率，切记如果没有特别的禁忌证，应该长期或终身服用阿司匹林。

3. 注意副作用

长期服用阿司匹林有可能产生一些副作用，如会出现恶心、呕吐、反胃、腹胀等消化系统方面的不良反应；还有可能导致身体出现莫名出血，如牙龈出血、鼻出血、皮肤上出现淤青等；有的人还有可能出现过敏的情况，但这些副作用一般都是可控的。如果停吃阿司匹林，可能会出现危及生命的情况，两害相权取其轻，不能因为它的副作用就因小失大，我们要做的是密切观察自身情况，及时复诊检查，避免副作用发生。

四、如何预防阿司匹林的副作用？

可以在服用之前先做个全身检查，特别是消化系统方面的检查。如果存在消化系统方面的疾病，如胃部有出血或溃疡的，要把此方面的问题解决后才能服用。长期服用的人，要密切观察自己的大便颜色，如果发现大便变成了黑色或者偏黑的褐色，一定要注意，这说明很有可能是长期服用导致消化道出现了问题，这时要尽早去做检查。

服用阿司匹林期间要做好预防，也要注意定期去复查，最好每隔三个月复查一次，长期使用的患者至少每年复查 2 次血常规，这样可以帮我们尽早发现问题、解决问题，规避出现重大问题的风险。另外，还要积极和医生沟通，出现问题及时排查，这样才能最大限度地降低它的副作用。以下几点也需要您注意：

1. 与其他药（包括中药）联用，一定要有医生或药师的指导。

2. 注意清淡饮食，尽量不要吃油腻、辛辣的食物等。

3. 用药期间尽量避免饮酒或含酒精的饮料，因其可加剧胃黏膜屏障损伤，引起消化道溃疡甚至出血事件。

4. 血压突然增高时应谨慎服用以免增加出血风险。

5. 需要手术时，应至少停用阿司匹林 7 天，具体由医生评估后判断。

作为一种广泛使用至今的百年老药，阿司匹林在心脑血管疾病领域的地位无法被取代，并且它价格低廉，可以说是效价比很高的药物。服用阿司匹林时需要警惕不良反应的出现，但也不要因噎废食，擅自停药会带来很大的风险。总之，阿司匹林究竟是"神药"还是"毒药"，关键要看对患者适不适合。我们不能单独片面地看待疗效或副作用，要信任医生或药师专业的评估和建议。

西京医院：牟菲

阿司匹林有讲究，
切莫自己随意服，
是否服用需评估，
若用必须坚持服

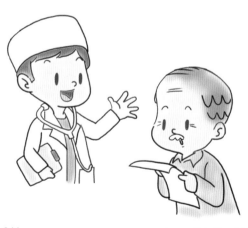

老年人用药必知
老年人健康用对药

9

得了阿尔茨海默病，需要坚持吃药吗？

一、什么是阿尔茨海默病？哪些表现提示有阿尔茨海默病？

阿尔茨海默病（AD）俗称老年痴呆症，是一种发生在老年和老年前期的中枢神经系统退行

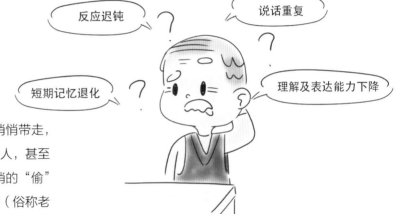

有一些老年人，记忆正在被时间悄悄带走，他们可能会忘记回家的路，忘记最亲的人，甚至忘记了吃饭与睡觉。他们的记忆被悄悄的"偷"走，而这个"小偷"便是阿尔茨海默病（俗称老年痴呆症）。根据《中国阿尔茨海默病一级预防指南（2020）》，我国目前有超过900万的阿尔茨海默病患者，居世界首位，65岁以上老年人群中的患病率为4%～7%。阿尔茨海默病是怎么发生的？哪些表现提示可能患有阿尔茨海默病？我们该如何预防它？治疗它？

性病变。发病后会出现认知功能障碍和行为损害，且无法逆转。以下是识别阿尔茨海默病的八大"信号"，一旦发现家里的老年人出现了这些症状，建议及早去医院就诊，早干预、早治疗。

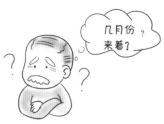

记不清当前
的月份或年份

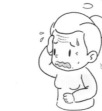

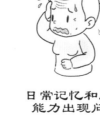

日常记忆和思考
能力出现问题

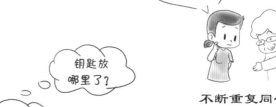

不断重复同一件事

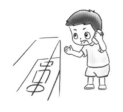

判断力出现问题
（不分季节乱穿衣）

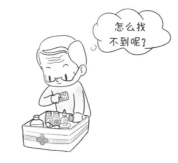

处理复杂的事情有困难

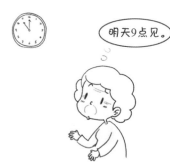

记不住和别人的约定

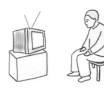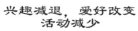

兴趣减退，爱好改变
活动减少

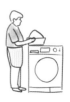

学习使用某些简单的日常
工具或家用电器有困难

二、如何预防阿尔茨海默病？

阿尔茨海默病是怎么发生的？

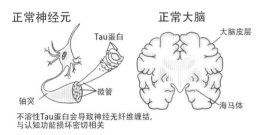

正常神经元　　　　　　正常大脑

不溶性Tau蛋白会导致神经无纤维缠结，
与认知功能损坏密切相关

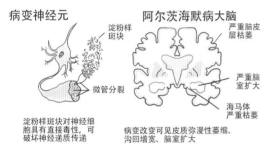

病变神经元　　　阿尔茨海默病大脑

淀粉样斑块对神经细胞具有直接毒性，可破坏神经递质传递

病变改变可见皮质弥漫性萎缩、沟回增宽、脑室扩大

目前发现，阿尔茨海默病患者脑内有两种病变，即淀粉样蛋白斑块和神经元纤维缠结，但具体形成机制不清。阿尔茨海默病目前没有治愈的方法，那么如何做到少发病、晚发病呢？研究人员已发现易诱发阿尔茨海默病的几大高危因素，及时对这些危险因素进行管理和干预，可以有效延缓阿尔茨海默病的发生和发展。

1. 控制体重　BMI[BMI= 体重（公斤）÷身高（米）^{2}] 控制在 18.5～24 之间。腰围男性控制在 85cm 以下，女性控制在 80cm 以下。

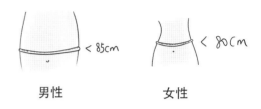

男性　　　　　　　女性

2. 保护好听力　为什么要保护听力呢？因为对于听力受损的老年人，阿尔茨海默病的发病率是正常老年人的 2～5 倍。建议使用耳机时要控制音量，使用时间不要过长，不要长时间待在嘈杂的环境中。如果出现听力问题，及早佩戴助听器。

3. 定期监测血压　老年人的血压一般应控制在 90～140mmHg。一旦发现血压升高，可以通过调整生活方式和服用药物来控制血压。

4. 多用脑、多参加社交活动　例如多看书、看报，和家人、朋友多聊天，上老年大学，参加各种兴趣班，学习写字、跳舞、下棋，多听音乐等。

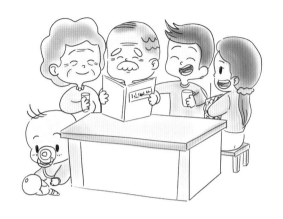

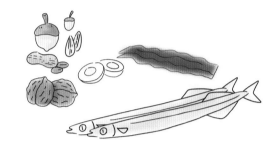

5. **积极运动** 充分的运动可以使阿尔茨海默病的发病率下降 45%。建议每周活动 5 次，每次 30 分钟。

6. **吃点含锂的食物** 锂元素可以帮我们稳定情绪，研究发现，锂元素可能还能延缓阿尔茨海默病的发展。主要来源包括：糙米、芝麻、牛奶、茄子、土豆、芥菜、雪里红、辣椒、干蘑菇、西红柿、香蕉、桂圆、虾米、花生等。

7. **健康的生活方式** 清淡饮食，减少油、盐、糖的摄入；少饮或不饮酒；多吃豆制品、蛋、花生、核桃、鱼类、肉类、燕麦、小米，多吃富含维生素 B_{12} 的食物如动物内脏、海带、大白菜、白萝卜等；吃饭要吃七分饱、勤动脑、不吸烟、多运动；不用铝制餐具、吃饭细嚼慢咽、防治便秘、经常活动手指。

8. **做手指操** 经常活动手指，能促进手指末端气血流通，促进全身血液循环，增强脑血流量，可预防阿尔茨海默病。

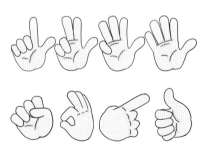

三、阿尔茨海默病治也治不好，还要吃药吗？

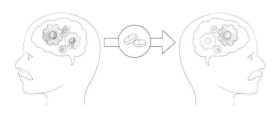

医生告诉我们，虽然不能彻底逆转大脑病变改变，但是可以通过服用药物最大限度地延缓病情发展，提高生活质量。阿尔茨海默病是可以治疗的。

有的老年人查出了阿尔茨海默病会有这样的想法："听说这个病治也治不好，也没药治，那还去医院浪费钱干吗，该吃吃该喝喝吧！"确实，这个病目前还是医学领域的难点，大家都在努力研发新药来解决这个问题。虽然阿尔茨海默病目前无法治愈，但是一些药物可以帮助缓解症状，延缓病程，帮助改善生活质量。例如，患者时常会感到抑郁、愤怒或沮丧，这个时候，服用一些药物可以让患者这些症状减轻。

多奈哌齐、卡巴拉汀、加兰他敏是治疗轻中度阿尔茨海默病的一线药物。它们可以提高记忆力，改善认知功能（记忆力、定向力、判断

力、计算力、理解力及情感）、改善总体印象、改善日常生活能力。除了这些，这类药对精神症状也有改善作用。

服用多奈哌齐、卡巴拉汀、加兰他敏时可能会出现恶心、呕吐、腹泻、食欲减退等胃肠道反应，少数有头痛、失眠、心动过缓等不良反应。这些症状和药物剂量大小有关，药物剂量大，发生不良反应的可能性就越大，因此可以尝试由小剂量开始，逐渐增至治疗剂量。多奈哌齐的每日最大剂量为 10mg（2 片），卡巴拉汀为 12mg（4 片），加兰他敏 30mg（6 片）。

美金刚是另外一类治疗阿尔茨海默病的重要药物，可以用于治疗中重度痴呆。可改善认知功能（如语言、记忆力、定向力、行为、空间能力）、日常生活能力、全面能力、精神行为症状。服用美金刚可能会出现幻觉、意识混沌、头晕、头痛和疲倦等症状，可开始时先早晨服用 5mg（半片），之后以每周加半片的频率服用，每日最大剂量为 20mg（2 片）。如果患者只是中度痴呆，服用美金刚可使发展到重度痴呆的时间延长，这样来说，吃药虽然不能治愈，但还是有好处的。

如果患者痴呆很严重了，已经生活不能自理了，一种药物效果不明显时，可以两种药物联用，比如用美金刚加上多奈哌齐或卡巴拉汀。特别是出现了明显精神行为症状，建议两种药物联合使用。

当重度痴呆合并了比较严重的精神问题时，可以加上一些抗精神病的药物来减轻精神症状，低剂量的抗精神病药物可减轻某些症状，如错觉、怀疑他人、幻觉、敌对情绪、易激惹、改善睡眠。常用的这类药物有：

- **抗焦虑药**：阿普唑仑、艾司唑仑、氯硝西泮、帕罗西汀、文拉法辛、度洛西汀等，让患者恢复平静。
- **心境稳定剂**：丙戊酸，可控制由痴呆引起的易激惹、暴力行为及情绪波动。
- **其他药物**：抗抑郁药曲唑酮、西酞普兰、氟西汀、舍曲林。

医生会根据病情为患者制订适合的治疗方案，一定要遵医嘱用药。

四、为什么吃了治疗阿尔茨海默病的药物感觉不见效？

有些人服用了这些药物后病情好像也没有明显改善，那还要继续吃药吗？首先，这些药物是对症治疗的，主要是防治神经元的死亡及刺激存活的神经元功能得到补充而改善脑功能。其次，阿尔茨海默病是不断发展的，该病目前无法治愈，没有特别有效的治疗方法，但对于轻中度痴呆，药物治疗能在一定程度上有效延缓疾病进展，所以还是建议在医生的指导下积极进行药物治疗。

多陪伴老年人，像小时候他们陪伴你那样。可以带他去你们去过的地方，看看老照片，共同回忆过去美好的时光，陪他一起做做手指操、下棋、打牌。多理解、包容、鼓励，将老年人当小孩一样细心呵护。阿尔茨海默病不可怕，我们一起面对它。

南昌大学第一附属医院：王琳

10

帕金森病症状改善了，能停药吗？

一提起帕金森病，手不由自主抖动的画面就会浮现在大家的脑海里，在大家心目中帕金森病与"颤抖"就像是孪生兄弟一般。的确，静止性震颤是帕金森病的主要症状之一，但由于帕金森病会手抖的认知太过于深入民心，只要是出现颤抖症状，人们都会认为是帕金森病在作怪。其实手抖是一种很常见的症状，单纯的心理紧张就会出现心慌、手抖，另外，甲亢、使用激素也会引发手抖。而最常见与手抖相关的疾病是特发性震颤，比如有的人在紧张时会手抖，而且越紧

张抖得越厉害，这种震颤是运动时震颤，越运动越抖，而帕金森病是静止性震颤，运动时是不抖的，这是这两种震颤最明显的区别。所以"手抖"并不代表就是帕金森病，应该去医院明确诊断。

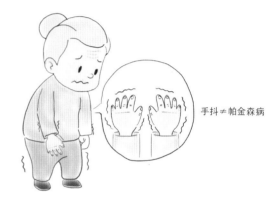

手抖 ≠ 帕金森病

特发性震颤特征为姿势性震颤和意向性震颤，帕金森病特征为静止性震颤，运动时是不抖的

一、手抖 ≠ 帕金森病，帕金森病有哪些症状？

帕金森病是常见的中老年神经系统退行性疾病，问题出在大脑中调节身体运动的部位，表现为手抖、断续运动、行动迟缓。根据《中国帕金森病治疗指南》（第4版，2020年），全人群患病率约为0.3%，但在老年人群中患病率成

倍增加，65 岁以上老年人，每 100 人就有 1~2 人患帕金森病，80 岁以上老年人每 100 人就有 3~5 人患病。

帕金森病的手抖症状有以下 4 个特点：

- 静止时明显。
- 精神紧张时加重。
- 做随意动作时减轻。
- 睡眠时消失。

动作迟缓才是帕金森病的核心症状：

- 在做起床翻身、刷牙洗脸等日常活动时，动作变得迟缓。
- 缺乏面部表情，不眨眼、双眼凝视，笑容缓慢出现和消失。
- 声调变低，言语不清。
- 写出的字小而弯曲，难以辨读。

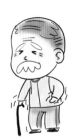
静止时明显

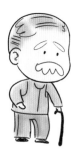
精神紧张时加重

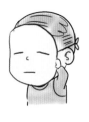
起动缓慢

"面具脸"

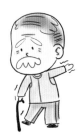
做随意动作时减轻

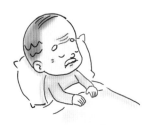
睡眠时消失

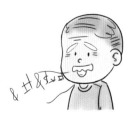
言语不清

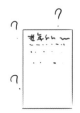
"小写征"

老年人用药必知
老年人健康用对药

二、帕金森病患者用药，应该注意什么？

帕金森病目前没有彻底治愈的办法，患者需要终身服药，可以通过药物治疗、手术治疗、康复治疗（包括心理疏导与照料）来减轻帕金森病患者的症状，使患者能够独立生活，保持较好的生活质量。症状改善后，不能擅自减量或停药，可能导致症状恶化或出现严重副作用。特别是服用左旋多巴时不能突然停药，以免发生撤药恶性综合征。

温馨提示：

1. 刚开始吃左旋多巴时，可能会出现恶心的症状，可在服药的同时吃一些低蛋白质的食物（如饼干、水果），喝姜汁也有缓解恶心、呕吐的效果；饮食中的脂肪、蛋白质会影响左旋多巴的效果，建议在服药1小时后就餐，服药前1小时注意不要吃富含蛋白质的食物（如牛奶、蛋类）。

2. 晚间服用金刚烷胺可能影响睡眠，或者导致睡眠中不自主运动，因此建议每日最后一次服药时间应在下午4时前。另外，服药期间不宜服用酒精类饮料，避免出现眩晕、头重脚轻、直立性低血压等。

三、得了帕金森病应该怎么办？

第一条是遵从医嘱。听从医生的意见按时服药，不随便换药或突然停药。

第二条是多运动和社交。找一些适合的力所能及的活动，比如广场舞、太极拳，遵循少量、多次、循序渐进的原则。

第三条是保持好的心态。学会与帕金森病共存，才能战胜它。另外，家属的理解、支持、关心和体谅也是患者康复的重要因素。

第四条是家属的科学护理。中晚期患者有一定的依赖性，家属要做好保护工作，要有效防止误吸或跌倒等可能出现的意外。穿衣以舒适为首要原则，应方便穿脱；最好选择防滑性较好的鞋子，避免系带鞋；对于吞咽困难的患者，喝水容易呛到，饮食尽量以糊状为主；床应高度适宜、床边可安装护栏、卫生间可安装扶手，以方便患者行动及保证安全。最后，记得鼓励他们，和帕金森病抗争不是一个人的事，而是全家人共同的职责。

西京医院：牟菲

11

失眠、早醒，
药师教您摆脱睡眠困扰

大多数老年人都会或多或少地遭受失眠、早醒的困扰。这究竟是年龄增长而客观存在的生理规律，还是需要治疗的睡眠障碍呢？当存在失眠、早醒问题时如何科学改善睡眠质量呢？老年人本身的睡眠特点为每晚睡眠时间约 6 小时，总体睡眠时间缩短。从 6 岁起，人的深睡眠时间每 10 年减少 2%，老年人深睡眠时间减少属于正常现象。由于浅睡眠比例增加，老年人易受外界因素影响而觉醒。随着年龄增长，人体褪黑素分泌水平下降，导致老年人夜间缺乏睡意，容易出现睡眠黑白颠倒现象。因此，老年人合理的

睡眠预期推荐：以不影响白天社会活动为目标，建议每晚睡眠时间 ≥ 6 小时即可。

一、如何判断睡眠质量？

回顾过去 4 周（如果记忆模糊可回顾 2 周）的总体睡眠状况，如果有以下任一问题，说明存在睡眠障碍。

- 入睡困难：从上床准备至入睡时间超过 30 分钟。
- 睡眠维持障碍：晚间整夜觉醒次数 ≥ 2 次。
- 睡眠时间过短：晚间睡眠时间 < 6 小时。
- 昼夜节律紊乱：黑白颠倒，夜间无睡意。
- 日间功能障碍：注意力减退，无法集中精力。

二、哪些非药物治疗手段可以辅助改善睡眠？

√ 保持合理的睡眠预期，不强求每天睡眠时间、入睡速度、早醒时间。

√ 避免白天碎片睡眠，在体力范围内适当

活动、减少打盹和午休时间。

√ 不因一两晚没睡好产生挫败感，睡前要保持放松的积极心态。

√ 避免睡前过饱饮食，不在下午 4 点以后服用咖啡因、茶水、吸烟，避免睡前 1 小时内阅读或观赏兴奋性书籍、影音等。

三、哪些药物治疗手段可以辅助改善睡眠？

如果老年人对睡眠质量不满意并已经影响白天社会活动，且非药物治疗手段效果不佳时，可以考虑药物治疗。治疗睡眠障碍的药物由于其安全性属于国家特殊管理药品，必须经专科医生开具，不可自行服用。对该类药物的基本特点和注意事项简单介绍如下：

药物选择：根据症状，入睡困难建议选择作用时间较短的佐匹克隆、右佐匹克隆、扎来普隆；睡眠维持障碍建议选择作用时间较长的地西泮、阿普唑仑、氯硝西泮；睡眠节律紊乱建议选择增加褪黑素水平的雷美尔通、阿戈美拉汀。

用药剂量：建议以说明书推荐的最小剂量开始服用。

每周 3～5 次间断用药而不是每天规律用药。短时间用药，当睡眠改善后及时减停药物，减停药物建议每 5 天减少目前用药剂量的 25%，逐渐缓慢停药可以避免失眠反复。

入睡困难建议选择作用时间较短的佐匹克隆、右佐匹克隆、扎来普隆

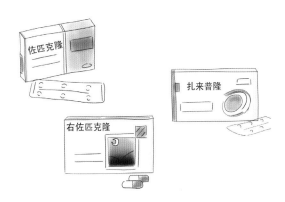

睡眠维持障碍建议选择作用时间较长的地西泮、阿普唑仑、氯硝西泮

睡眠节律紊乱建议选择增加褪黑素水平的雷美尔通、阿戈美拉汀

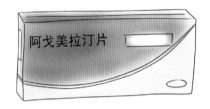

识别共济失调：走路时（尽量走相对长距离）发现步态不稳，左右手臂摆动不协调。

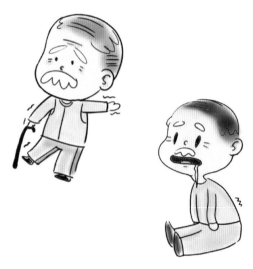

识别意识模糊：与用药前相比睡眠时间延长、反应迟钝、不能正确回答问题（尤其注意：地西泮、氟西泮等药物）。

识别产生幻觉：看见了别人不能看见的现象、有惊恐、妄想等症状。

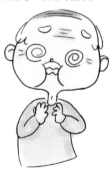

四、老年人用药改善睡眠时，需时刻关注用药安全问题

失眠的药物治疗在保证疗效、优化睡眠的同时也要注意用药的安全性：因为如果用药发生不良反应导致老年人跌倒，有可能会产生骨折、血管栓塞等一系列问题。但是若能了解且时刻关注药物的不良反应，则可防患于未然。

在进行药物治疗时要注意以下几点：

● **识别共济失调**：走路时（尽量走相对长距离）发现步态不稳，左右手臂摆动不协调。

● **识别意识模糊**：与用药前相比睡眠时间延长、反应迟钝、不能正确回答问题（尤其注意：地西泮、氟西泮等药物）。

识别跌倒风险：发现步态不稳、站立困难（尤其注意：氯硝西泮、氟西泮等药物）。

- **识别产生幻觉**：看见了别人不能看见的现象，有惊恐、妄想等症状。
- **识别跌倒风险**：发现步态不稳、站立困难（尤其注意：氯硝西泮、氟西泮等药物）。

五、使用药物改善睡眠，是否有成瘾风险？

当足量连续用药 2 周以上时，易产生生理或精神依赖，即药物成瘾。避免成瘾发生可采取初始低剂量用药的方法，即使用比说明书上【用法用量】更低的剂量；2 周之后及时评估疗效，睡眠无改善可调整为其他类别的药物；逐渐缓慢停药，可以由连续用药改为间断用药，逐渐延长给药间隔，最终停药。

西京医院：郭桂萍

12

老年人便秘怎么办?

排便虽是一件小事，但大便的次数和形态其实都是表明身体健康状况的信号，很多老年人都深受排便问题的困扰。那么究竟多久大便一次属于异常情况，需要治疗呢？一般来说，多久排一次大便是因人而异的，没有特殊的标准，有些人每天排便2~3次，而有些人每2~3天排便一次，这是由个人体质、饮食习惯及消化系统功能决定的，只要排便顺畅且大便的样子正常，就不用太纠结。老年人便秘是指排便次数减少，每周 2 次或者少于 2 次，同时排便

老年人用药必知
老年人健康用对药

费力，粪便硬结、量少。因为便秘普遍在短时间内看不到危害，所以很多人并没有把它当回事，但粪便在肠道中滞留时间延长，有毒有害物质浓度升高，与结肠黏膜接触时间过长可能会导致结肠恶性病变，所以一旦判定为便秘就应及时积极干预。

一、调整饮食结构助力排便

老年人每天需要从食物中摄取 25～35g 纤维素，相当于 1 斤蔬菜。应多吃富含膳食纤维的粗杂粮、蔬菜和水果，比如荞麦、燕麦、小米、玉米、萝卜、芋头、芹菜、竹笋、火龙果、猕猴桃等，其中萝卜、玉米、芹菜的促进排便效果较明显。由于膳食纤维需要通过吸收水分增加粪便的体积，加大肠管容积对肠壁的压力，才能促进肠道蠕动而排便，所以在增加摄入富含膳食纤维

易产气的食物

膳食纤维食物

富含油脂食物

食物的同时，还应多补充水分，每天至少要喝1 500ml 水。除了富含膳食纤维的食物外，洋葱、萝卜、韭菜、西蓝花、芒果等易产气的食物，也能促进肠道蠕动加快。此外，核桃、芝麻等坚果类食物由于富含油脂，有润滑肠道的功能，并且其分解产生的脂肪酸亦有刺激肠道蠕动的作用，能够促进排便。

二、补充肠道益生菌缓解便秘症状

肠道菌群失调是常见的功能性便秘的根本原因。有益菌群是肠道内对消化有益的细菌，婴幼儿时期肠道内有益菌群占肠道细菌的98%，随着年龄增加，有益菌群数量减少，青少年为40%，中年人为10%，65岁以后有益菌群的比例不足5%。老年人慢性便秘时可以考虑使用肠道微生态制剂，目前临床研究表明，双歧杆菌和乳杆菌可以促进便秘患者症状缓解，可以选择的治疗便秘的微生态制剂有双歧杆菌乳杆菌三联活菌、双歧杆菌四联活菌，若有效可以长期服用。

三、适当使用通便药改善排便困难

当饮食调整、增加体育锻炼等手段对便秘改善作用非常有限时，可以选择药物治疗。常用的治疗功能性便秘的药物有以下5种，医生会结合患者的大便性状、便秘程度和患者的合并疾病来选择，不建议患者自行购药治疗。

▲ **容积性泻药**：通过吸水后膨胀使得粪便体积增大、变软，并轻度刺激肠道蠕动，从而使粪便易于排出，服药后多饮水有助于增强疗效。

▲ **渗透性泻药**：通过乳果糖或聚乙二醇分子增加肠道水分含量，使粪便体积增大、软化，从而促进大便排出。

▲ **刺激性泻药**：能直接刺激肠壁神经丛，作用于肠道平滑肌，使肠道蠕动增加，同时抑制肠道水分的吸收，使粪便易于排出。

▲ **润滑性泻药**：对于粪便干结或者嵌塞的老年人经肛门直接给药，由于润滑作用促进大便排出。

▲ **促胃肠动力药**：直接刺激肠道平滑肌蠕动，改善胃肠动力。

具体服用方法与注意事项见下表。

药物分类	药物名称	服用方法	注意事项
容积性泻药	欧车前亲水胶	6g/次　3次/d 餐前30min服用	不明原因腹痛、肠梗阻患者禁用
	羧甲基纤维素钠颗粒	2g/次　3次/d	
	聚卡波非钙片	1g/次　3次/d	
渗透性泻药	聚乙二醇4000散	10g/次　1~2次/d	对糖尿病患者血糖无明显影响
	乳果糖口服溶液	20g/次　1次/d 早餐前1次服用	
刺激性泻药	番泻叶颗粒	10g/次　2次/d	完全性肠梗阻禁用，刺激性可能导致腹痛、盆腔脏器充血
	蓖麻油	10~20ml	用药后持续时间较久，避免脱水或者电解质失衡
	比沙可啶肠溶片	5~10mg　1次/d	服药前2小时不得服牛奶
润滑性泻药	开塞露	20ml/次，缓慢插入肛门，将药液挤入直肠	长期使用可能导致电解质紊乱
促胃肠动力药	莫沙必利片胶囊	5mg/次　3次/d	起效较慢，服药2周后评估疗效

四、市场上的"润肠药""通便茶"可以用吗？

市场上五花八门的通便药或保健食品，都不外乎内含泻药成分，使用后虽然短期见效，但可能会带来肠黏膜损伤，导致结肠黑变病。含有番泻叶等寒凉类中药的保健茶可加重胃肠功能薄弱的老年人的胃寒症状，抑制食欲，使身体更加虚弱，也会对肠道产生刺激性，减少肠道蠕动能力，进而加重便秘，导致胃肠功能紊乱。通便药只不过是缓兵之计，没有哪种通便药是可以长期服用的。想解决便秘的问题，在减少肠道负担的同时，药物可以助肠道一臂之力，但根本上还是要从规律生活上着手，合理膳食，适当运动，如此才能从根本上解决便秘问题。

西京医院：郭桂萍

老年人用药必知

老年人健康用对药

13

得了老年慢性支气管炎，如何用抗菌药物更合理？

老年慢性支气管炎也就是我们常说的"老慢支"，是一种发生在气管、支气管黏膜和周围附近组织的慢性非特异性炎症。这个病有一定的季节性，一般秋冬季高发，主要以慢性咳嗽、咳痰为主，发病持续时间较长，是困扰老年人的常见病之一，《老年人支气管哮喘诊断与管理中国专家共识 2020》显示，65 岁以上的人群中患病率可达 15%。随着年龄的增长，呼吸道的防御能力逐步下降，"老慢支"的患病率随之增加。得了"老慢支"，时常会咳嗽、咳痰，有时还会有喘息、气促的情况，但是我们需要因为咳嗽就一直服用抗菌药物吗？让我们先来看看哪些因素会引起"老慢支"。

一、容易引发"老慢支"的原因有哪些？

烟。长期吸烟和"老慢支"的发生有着密切的关系，香烟中的焦油、尼古丁等会直接或间接使支气管痉挛、黏膜变异、纤毛的运动降低、气道黏液分泌增多而清除能力降低，因此，烟龄越长，吸烟量越大，患病率也会越高。

尘。空气中的灰尘等颗粒物、刺激性气体等会对敏感的气道产生慢性刺激，诱发"老慢支"的发生。

感染。无论是由病毒还是细菌引起，长期、反复的肺部感染使支气管形成慢性非特异性炎症，这是"老慢支"发生和发展的重要诱因。

过敏。"老慢支"通常伴有气道的高反应性，因此尘螨、寄生虫、花粉等对正常人没有明显影响的物质却可能轻易地诱发气道反应。

免疫力低。随着年龄的增长，过度疲劳、缺乏运动、营养不良等因素对机体免疫力的影响愈加明显。当免疫力不足时，细菌、病毒、真菌、寄生虫都有可能趁虚而入，在呼吸道兴风作浪。

看到这里，我们可以知道其实引起"老慢支"的原因不止有细菌感染，所以在治疗过程中也并不需要一直服用抗菌药物。

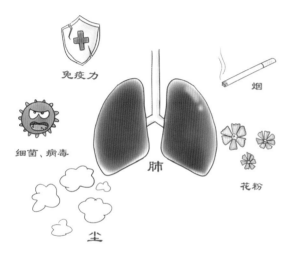

二、得了"老慢支"，什么时候需要使用抗菌药物？

如果"老慢支"患者突然出现发热、咳嗽加重、咳脓痰等情况，往往说明"老慢支"进入急性发作期，存在感染问题，这时就需要及时就医，进行积极的抗感染治疗，及时遏制疾病的发展。

若存在细菌感染，使用抗菌药物治疗时，病情轻的时候尽量口服，严重的时候可以静脉用药，在稳定后及时改为口服。如果能通过脓痰培养出致病菌，还可以根据药敏结果选择抗菌药物。

常用抗菌药物见下表：

药物分类	药物名称
头孢菌素类	头孢呋辛、头孢克洛、头孢地尼等
β-内酰胺类/酶抑制剂	阿莫西林/克拉维酸钾等
大环内酯类	阿奇霉素等
氟喹诺酮类	环丙沙星、左氧氟沙星、莫西沙星等

三、急性发作期除了控制感染，还需要什么措施？

1. 祛痰止咳

以祛痰为主，通过药物稀释痰液，让气道里的痰更容易被咳出来。不建议单独使用止咳药物，只有在剧烈、频繁地咳嗽时才可适当地使用含有止咳和祛痰成分的复方制剂，因为止咳药会使痰液的排出受到影响。

2. 解痉平喘

通过药物松弛支气管平滑肌，缓解气流受限的状况，通常需要根据症状选择单用或联用多种药物。

3. 改善缺氧

家庭氧疗可以改善症状，延缓病情的进展。

急性发作期常用治疗药物见下表：

四、非急性发作期，需要注意什么？

"老慢支"的缓解期，主要以增强体质、预防急性发作为主：

√ 避免各种致病因素。比如前面提到的烟、尘、细菌、病毒、花粉等都要避而远之，减少被伤害的机会。

√ 及时注射疫苗。比如接种流行性感冒疫苗和肺炎疫苗，这是很好的预防措施。

√ 注意增强体质。老年人平时也要注意锻炼身体，提升心肺功能，增强个人体质，提高抵抗力。

用药目的	药物分类	药物名称	注意事项
祛痰	黏痰溶解	溴己新、氨溴索、乙酰半胱氨酸等	患支气管哮喘不能使用乙酰半胱氨酸
平喘	β_2 受体激动剂	沙丁胺醇等	需要关注与其他药物可能的相互作用
	M 胆碱受体拮抗剂	异丙托溴铵等	患青光眼或前列腺增生时需要慎用
	黄嘌呤类	氨茶碱、多索茶碱等	需要关注血药浓度，静脉滴注时要控制滴速
	糖皮质激素	泼尼松（强的松）等	减量或停药时需逐步减少，不可突然停药

老年人用药必知
老年人健康用对药

√ 遇到换季，气温变化明显时应及时加减衣物，特别要注意保暖。

√ 由医师依据症状的不同程度选择相应的治疗方案。

温馨小贴士：

1. 如果已经产生感染，务必要及时就诊，按照医师处方规律服用药物。

2. 在服用抗菌药物的时候，如果出现瘙痒、皮疹、呼吸困难、恶心呕吐、腹痛腹泻等症状，一定要及时复诊告知您的主治医师。

3. 药物的服用需要定时、定量，不能随便停药，还需要定期复诊检查。如果容易遗忘，可以利用小药盒、小闹钟、备忘录等措施。

4. 老年人通常会患有高血压、心脏病等慢性疾病，在使用药物的过程中要注意自我监护。

西京医院：陈苏宁

14

关节痛，除了贴膏药还能怎么做？

因为身体功能衰退、内分泌失调、外伤史、关节劳损等因素的存在，大部分老年人或多或少都有关节痛的问题。关节痛了，怎么办？"颈肩痛，贴一贴；腰腿痛，贴一贴；关节痛，贴一贴；××筋骨贴，痛了贴一贴……"关节痛了买膏药，哪痛贴哪，这样做真的可行吗？其实关节痛是一种症状，引起这个症状的原因有多种，其中以肩周炎、类风湿关节炎、骨关节炎等引起的关节痛为多见。关节痛的急性发作，多伴有炎症反应，膏药大多含有消炎止痛的成分，擅自贴上止痛膏药，治标不治本，掩盖病情延误治疗才是最麻烦的。所以，我们老年人发生关节痛，千万不要根据病友的经验擅自用药，及时就医才是最明智的选择。

一、关节痛出现这些症状，看医生比贴膏药更管用

关节痛先别急着贴膏药，引起关节痛的原因有多种，比如腰肌劳损、肩周炎、感染等都可能导致关节的局部疼痛。不同原因导致的疼痛，治疗方法是不同的。引起老年人关节痛的常见病因与关节功能退化、使用过度等各种原因导致的关节局部损伤或破坏有关。常见的诊断有肩周炎、腰肌劳损、类风湿关节炎等，这些字眼看着很熟悉，但是不是感觉分不清？别急，若出现以下症状，提示您可能要去看医生了。

▲ 若关节突然疼痛，疼痛持续不缓解，无论您是否活动，都可出现疼痛加剧，提示可能是局部感染。导致局部感染的细菌多种多样，这时您应该去看医生，贴膏药是解决不了问题的。

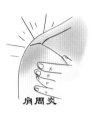

肩周炎

类风湿关节炎

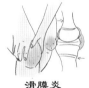

滑膜炎

痛风性关节炎

▲ 若关节痛发病缓慢，多始发于指间关节，继而出现腕关节、髋关节、膝关节等大关节痛，往往呈对称性的疼痛。出现这些症状，提示可能是类风湿关节炎。这时一定要去看医生，只有医生能帮您明确病因，精准治疗。

二、治疗关节痛常用的止痛药，使用时需要注意什么？

针对大多数关节痛，贴膏药有效的主要原因是这些膏药里多数含有止痛药，当然，更多的人是口服含有止痛效果的药物，这些药物的成分，专业术语是"非甾体抗炎药"或"糖皮质激素"等。这些药止痛效果虽好，但如果盲目使用，延误病情的同时，还可能要承担药物不良反应的风险。

● 非甾体抗炎药长期大量使用，可能导致胃溃疡、胃出血，肝、肾功能损害，甚至可能增加心血管事件发生的风险。

● 糖皮质激素（简称激素）能迅速缓解关节痛，药效虽好，但不当使用激素，

可能增加感染的风险，长期使用还可能增加白内障、青光眼和骨质疏松的风险。这类药一旦用上，需要采用逐渐减量的方式停药，可避免严重的撤药综合征。

上述止痛药所涉及的品种很多，选药上也有很多讲究，适合您的才是最好的。为了您的安全，请在医生或药师的专业指导下选用。

三、除了用药，缓解关节痛有妙招

缓解关节痛，生活上做这些改变，对疼痛的预防及缓解有很好的效果，下面所列的几个小妙招您可以试试：

√ 保持疼痛关节处于放松状态，避免疼痛处过度受力，以免病情恶化。

√ 适度参与锻炼，如慢跑、散步、游泳、太极等，以疼痛关节不出现疼痛或不适为宜。

√ 日常应控制饮食，多吃蔬菜、水果，减少糖、脂摄入，控制体重。

切勿病急乱投医，也莫要久病成医，关节痛一定要找医生诊断治疗。

南昌大学第一附属医院：魏伯翠

15

前列腺增生，正确用药拥有幸福晚年

老年男性朋友如果动不动跑厕所，尿不尽而且会尿痛，有时可能突然"开闸放水"尿湿了裤子……出现以上这些问题一定要注意，可能是患上了前列腺增生。前列腺增生是老年男性朋友需要关注的健康话题，因为它的发病率很高，可影响一半以上 60 岁以上的男性，到了 85 岁，90% 的男性都会受到这种疾病的影响。前列腺增生为什么会找上老年男性呢？它有哪些常见症状？一旦得了前列腺增生，治疗方面应该注意哪些呢？今天，我们就来聊聊这恼人的"男"言之隐。

一、为什么老年男性容易得前列腺增生?

前列腺位于膀胱正下方,紧紧包绕住尿道,从青春期开始前列腺一直受睾酮影响持续增大,直到老年,但是尿道却并不会随着前列腺的增大而拓宽。也就是说,前列腺会逐渐把尿道箍牢,让人排不出尿来。所以,随着年龄的增长,男性基本上都会有或轻或重的前列腺增生。

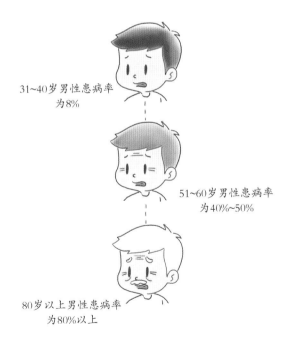

31~40岁男性患病率为8%

51~60岁男性患病率为40%~50%

80岁以上男性患病率为80%以上

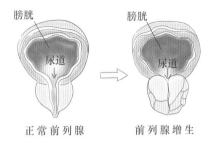

正常前列腺　　　前列腺增生

二、前列腺增生有哪些常见症状?

有大约一半的前列腺增生患者,不会表现出任何症状,但也会有部分患者出现以下症状。

1. 排尿困难　最常见的症状就是排尿困难,随着年龄增长,排尿困难可能还会日益加重。病情进展相对缓慢,一开始只是排尿速度变慢、排尿时间延长;后来排尿可能会断断续续、总感觉尿不尽;严重的可出现以"滴"来计算尿量的情况。

2. 血尿、泌尿系统感染等　其他症状可能还有血尿,以及长期排尿困难而引起的泌尿系统感染,出现尿急、尿频、尿痛等症状;如果继发了上尿路感染,还会出现发热、腰痛等症状。

3. 结石、肾功能损害等　尿液在膀胱内潴留时间延长,容易形成结石。肾功能损害时,还要注意排尿的时候避免用力太大，因可能出现尿液反流、肾积水，破坏肾功能。

我们自己也可以试一试，参考国际前列腺评分系统（IPSS）表，根据得分自测是否可能患有前列腺增生：

在过去1个月，您是否有以下症状？	无	少于1/5	少于半数	大约半数	多于半数	几乎总是
得分	0	1	2	3	4	5
1. 排尿不尽感？						
2. 排尿后2小时内又要排尿？						
3. 排尿过程中有中断后又开始？						
4. 排尿不能等待？						
5. 有尿线变细现象？						
6. 感觉排尿费力？						

7. 夜间睡后排尿次数？　无　1次　2次　3次　4次　5次

　　IPSS 总分 =

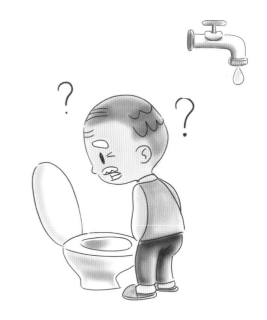

- IPSS 总分为 0～7 分的，有轻度前列腺症状。

- IPSS 总分为 8～19 分的，有中度前列腺症状。

- IPSS 总分为 20～35 分的，有重度前列腺症状。

如果已经出现了尿频、排尿困难的问题，强烈建议您及时去医院泌尿科做进一步检查。IPSS 总分大于 7 分的人，除了应该做检查之外，已经踏入需要治疗的范围了，要充分重视起来。

三、在进行前列腺增生治疗前，要了解的一些相关知识

1. 预防和延缓发生很重要

√ 注意休息，避免熬夜和不规律作息。

√ 多运动，锻炼身体，避免久坐；合理膳食，多吃蔬菜水果，如西红柿、苹果等。

√ 酒精和咖啡具有利尿和刺激作用，可引起尿量增多、尿频、尿急等症状，应适当限制酒精类和含咖啡因类饮料的摄入。

√ 长时间骑自行车或摩托车可引起前列腺充血，从而引发炎症，增加前列腺增生风险，应尽量注意。

√ 避免服用含抗组胺药或减充血剂的感冒药和抗过敏药等。

2. 注意与一些疾病相区别

引起尿频、尿急、排尿困难的原因很多，包括慢性前列腺炎、尿路感染、尿道狭窄、膀胱颈梗阻或挛缩、逼尿肌 - 括约肌协同失调等。因此，并不是有上述症状就一定是得了前列腺增生。

另外，前列腺恶性病变——前列腺癌的症状也和前列腺增生非常相似，它也可能引起尿频、尿急、尿流中断、排尿不尽、排尿困难等问题，症状简直与前列腺增生是如出一辙。所以，如果出现了上述症状，除了去医院做直肠指检、B 超、尿流率等检查之外，还应该做一下血清前列腺特异性抗原（PSA）等测定。医学上还没有发现良性前列腺增生可以导致前列腺癌，但建议定期复查。

我们也要避免被误导：市面上流行的各种前列腺治疗仪与保健食品，没有任何的治疗意义，既不能控制前列腺增大，也达不到缩小前列腺的目的。

四、治疗前列腺增生的药物有哪些？有哪些注意事项？

1. 治疗前列腺增生的常用药物

有 α 受体拮抗剂、5α - 还原酶抑制剂、抗胆碱能药物以及中成药 4 类，根据需要有时可联合用药。我们来了解一下：

类别	常用药物	作用特点	注意事项
α 受体拮抗剂	多沙唑嗪 坦索罗辛 特拉唑嗪 阿呋唑嗪	通过放松膀胱颈部肌肉来改善尿流量，对症状较轻、体积较小的前列腺增生效果好	可能引起头晕、头痛、体位性低血压或逆行射精
5α－还原酶抑制剂	度他雄胺 非那雄胺	阻断相关特定男性激素的产生。对体积较大的前列腺增生效果较明显，一般服药 3 个月左右见效，停药后症状易复发，需长期服药	可能导致性欲减退、阳痿或逆行射精
抗胆碱能药物	托特罗定 索利那新	减轻膀胱过度活动症状，增加膀胱容量，降低膀胱敏感性	可能导致口干、便秘、视物模糊和心跳加快等

另外，一些中成药，如三金片、前列通片、金匮肾气丸等，也可以根据中医辨证施治理论在医生的指导下选用。

2. 进行药物治疗时的注意事项

▲ 良性前列腺增生与糖尿病、高血压一样，是一种慢性疾病，需要长期坚持服药，如果擅自停药，有可能出现反弹或加重。

▲ 治疗良性前列腺增生的药物种类繁多，每种药物的起效时间不同，即使在短期服用后症状不改善或改善不明显也不建议立即换药，因为频繁换药可能引起药物不良反应。

▲ 前列腺增生需根据病情轻重程度采取不同的治疗方法，有的只需要观察，采取一些方法缓解症状；有的则需要药物治疗，满足手术指征可以通过手术改善症状。应该在医生的指导下用药物或者手术治疗，帮尿道解除桎梏。

随着时代发展，社会、家庭须更多地增加对男性健康的关注。老年男性朋友也应了解这些知识，多多加强自我关爱，早早地发现一些疾病征兆，尽早治疗，拥抱幸福晚年生活！

南昌大学第一附属医院：钟海利

16

阴道瘙痒很常见，正确用药可改善

绝经是女性达到一定年龄时必然会经历的过程。绝经后的女性，就犹如缺少了养料的花朵，身体逐渐发生变化，皮肤失去弹性、乳房下垂、月经终止，泌尿生殖器官也会发生萎缩，出现子宫脱垂、尿频、尿急、应力性尿失禁等一系列问题。除此之外，还有相当多的老年女性会面临阴道瘙痒的尴尬。

一、为什么老年女性容易出现阴道瘙痒？

绝经后老年女性卵巢功能衰退，雌激素水平随之降低。缺少了雌激素的刺激，女性阴道内环境会发生变化，阴道黏膜变薄，阴道内的 pH 升高，导致抵抗能力降低，使致病菌更加容易入侵、繁殖，因此，老年阴道炎是绝经后老年女性常见妇科疾病之一。阴道瘙痒是老年性阴道炎的表现之一，除此之外，阴道分泌物增多、灼热感、性交痛等也是它的特征。如果发生黏膜浅表溃疡，还可能会引发粘连、阴道狭窄甚至闭锁。以上种种症状都是阴道在提示："我生病了"。

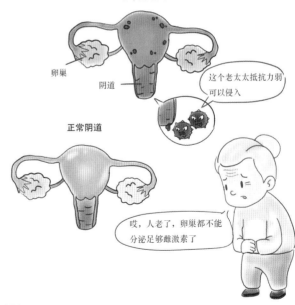

老年阴道炎

卵巢

阴道

这个老太太抵抗力弱可以侵入

正常阴道

哎，人老了，卵巢都不能分泌足够雌激素了

老年人用药必知
老年人健康用对药

二、哪些药物可以治疗 / 缓解老年性阴道炎？

老年女性同其他年龄段的女性相比，阴道炎的致病因素会有所不同，在诊断时需要医生先排除其他疾病的可能，通常会通过取阴道分泌物来检查是否存在细菌、滴虫或者念珠菌等的感染。当有血性白带出现时，还要考虑到肿瘤的可能。检查结果明确了，才能更好地对症下药。

老年性阴道炎可应用一些雌激素类药物如雌三醇栓、尼尔雌醇片等进行局部或全身治疗，增强局部抵抗力。如果同时合并感染，则需要联合使用相应的抗感染药物。根据检查结果的不同，医生对药物的选择也不尽相同，甲硝唑、克林霉素、克霉唑、咪康唑、制霉菌素等都是常用的药物。同时，阴道微生态环境的恢复也十分重要，及时补充阴道乳杆菌，恢复阴道微生态平衡对巩固疗效、预防复发有重要的作用。

由于这些药物的选择需要非常专业的判断，而且在使用中也需要遵循一定的方法和疗程，因此，老年女性一定不要自行用药，而应在正规医疗机构专科医生的诊疗下，按要求进行足量、足疗程的治疗。

三、如何正确面对老年性阴道炎？

这里有几个小锦囊可以帮到您：

第一，内裤选择很重要。 带花边的化纤小内裤固然很美，但是从健康角度考虑，平时还是应尽量穿着纯棉内裤，让阴部宽松透气。内裤应勤换洗，特别是生病期间，要做到每天换洗，日光晾晒，减少细菌感染的机会。

第二，卫生用品不随便。 买厕纸时不能只看颜值和价格，关键要看是否符合国家卫生要求。清洗所用的毛巾、盆具都要做到单人单用，定期消毒。

第三，清洁用品勿滥用。 在传统观念中，人们认为用肥皂、香皂或其他清洁用品清洗外阴会比较干净，但实际上，这样做往往会加重皮肤干燥问题，让瘙痒更加明显。还有人会觉得"洗洗更健康"，自行购买药用洗液冲洗阴道，殊不知这样的操作会破坏阴道的微环境，反而让细菌有可乘之机。所以，清洁外阴时不要滥用清洁剂。

第四，清洗外阴温水好。 热水烫洗、用手抓挠，这些方法貌似可以在短时间内奏效，却不能从根本上解决问题。过热的水只会造成局部的刺激和损伤，时间一长，皮肤干燥粗糙，瘙痒会更加严重。因此，在清洗时，建议先清洁双手，再以流动温水从前往后依次冲洗外阴、肛门。排便后，也可以用温水冲洗肛门，保持局部清洁度。女性外阴部位混合了油脂、汗液和阴道分泌物，如果不慎挠破皮肤，破溃部分很容易引发感染。因此，用手抓挠也是不可取的方法。

第五，预防措施先做好。 老年女性通常会有阴道干涩的情况，性生活中可能会损伤阴道黏膜，让细菌趁虚而入。因此，在性生活前使用一些专用的润滑剂可以安全、方便地解决这一问题。

第六，健康生活很必要。 连续熬夜，缺乏运动，饮食不规律、不均衡等都会造成身体免疫力下降，让有害菌有机会兴风作浪。早睡早起、规律作息、适度运动、合理膳食，可以让我们的身体更加健康，抵御外界侵袭的能力更强。

对于老年女性来说，阴道瘙痒很常见，不能讳疾忌医，用好几个小锦囊，助您晚年更舒爽。

西京医院：陈苏宁

17

无药可治的白内障，我们还能做什么？

白内障是全世界导致视力损伤和致盲的主要原因，占发展中国家失明人数的 50% 以上，白内障也是当前我国最主要的致盲原因。大多数白内障与年龄相关，调查结果显示，我国 50 岁以上人群眼盲的患病率为 1.66%，其中 52.6% 由白内障导致，居于首位。老年人视力下降就是白内障吗？引起视力下降的原因有很多，白内障是其中一个。如果把眼球看作是一个照相机，晶状体就相当于镜头，光线先是通过角膜，然后再通过晶状体折射，最后在视网膜上成像，形成一

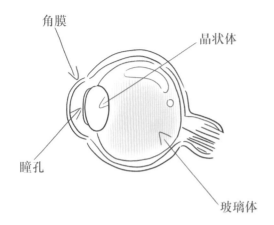

角膜

晶状体

瞳孔

玻璃体

个非常清晰的视觉质量，如果镜头（也就是晶状体）出现了混浊，看东西就会不清楚。医学上把这种晶状体蛋白发生变性，形成混浊的疾病称为白内障。

一、白内障的主要类型和临床表现有哪些？

对于白内障来说最常见的类型是老年性白内障，它是一种退行性的改变，就像老年人头发会变白一样。白内障的发病年龄一般在 50 岁以上，因为 50 岁以上人眼晶状体的密度就开始逐渐增高，慢慢变得混浊。外伤性的白内障，就是由于外伤造成的晶状体混浊；糖尿病会造成代谢性的白内障；出血、炎症等眼病可以造成并发性的白内障。

白内障的临床表现最主要的就是无痛性地、缓慢地视力下降。最早期的时候仅仅表现为看东西有点不清楚，轻微的视物模糊。有时眼前会有固定的黑影；还有的人视力是正常的，但是对比敏感度会降低（就是看的东西跟周围对比时，清晰度没有原来好了），这些都是白内障的早期表现。白内障是慢慢发展的，混浊程度逐渐加重时，视力会逐渐下降。当白内障发展到一定程度时，有可能只能看到光，连手指头放到眼前都看不到了，所以要及时发现、及时治疗。

二、药物可以治愈白内障吗？

目前，还没有研制出一种能够彻底治愈白内障的药物。迄今为止，手术是国际上公认的治疗白内障唯一有效的方法。白内障手术就是把混浊的晶状体摘除，换上一个人工晶体。正常术后一到两天视力就能逐渐恢复，一个星期后，视力基本能够达到预计的效果。所以白内障手术对工作和生活没有多大影响。市面上宣传的一些可以治

白内障手术的简单过程（晶状体摘除，换一个人工晶体）

 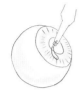

| 粉碎混浊的晶状体 | 吸出粉碎后的晶状体 | 植入人工晶体片 |

疗白内障的药物尤其是滴眼液，其主要成分都是一些清肝明目的配方，使用后可能会有短期明目效果，但不能从根本上治愈白内障。

三、做了白内障手术会复发吗？

不会复发。因为晶状体已经被摘除了，器官被摘除是不能再生的，所以不会再出现白内障了。但是的确有一小部分人在手术后视力又下降了，这是因为出现了后囊膜的混浊。处理起来很简单，在门诊用激光把混浊的后囊膜的中央部分打掉，让光线能够进入眼球就可以恢复视力了。

白内障手术是眼睛局部的手术，对身体状况要求不高，只要没有精神疾病比如说阿尔茨海默病，能够安静地躺在手术床上就可以了。手术时有麻醉师在旁边监护，不必过度担心。

四、白内障术后常规会用到哪些药物？

根据用药目的不同，白内障术后会常规使用一些滴眼液。如抗生素类滴眼液主要是用来预防术后感染的，目前常用的有左氧氟沙星滴眼液、氯霉素滴眼液、妥布霉素滴眼液等。再如减轻术后炎症反应的滴眼液，这种药物分为两大类，一类是激素类药物一类是不含激素的药物，激素类药物常用的有妥布霉素地塞米松滴眼液、醋酸泼尼松龙滴眼液等，而不含激素的药物常用的有普拉洛芬滴眼液、双氯芬酸钠滴眼液等。具体使用哪几种滴眼液，请您遵医嘱。

白内障是晶状体老化的现象，年纪大了都会得白内障。但您不用过于担心，科学认识白内障，及早发现及时治疗，通过手术就可以彻底治愈，并不会对日常生活造成太大影响。

西京医院：王磊

18

听力下降
不只是因为年龄，
这些药物也会
影响听力

生活中人们往往都非常关注自己的视力，也有意识地去保护视力，但常常忽视了对听力的保护。其实如果听力减退的话，在生活中也会处处感到不便，增添不少困难和烦恼，特别是对老年人。在中国 65 岁以上老年人群中，超过 60% 的人存在一定程度的听力丧失问题。除了年龄和遗传等因素之外，一些药物存在较高的老年人听力损伤的风险。

一、年龄增长是听力下降的因素之一

很多上了 60 岁的老年人，听力开始变得越来越差，这是正常现象。随着年龄的不断增长，老年人的身体器官功能开始下降，听力下降是老年人生理功能退化的结果，同时也会伴有听觉中枢功能的退化。因此，年龄是听力下降的一个主要原因，但生活中的不良习惯，以及平时没有进行保护，也会对听力产生影响。

二、哪些药物可能会影响听力？

我们都知道"是药三分毒"，耳毒性药物对听力的影响是很大的。耳毒性药物是指可能对耳蜗、听神经以及前庭（平衡）系统造成损害的药物。对于大多数耳毒性药物来说，通常在药物疗程结束时听力就会恢复。然而，也有一些药物可能会对耳蜗造成永久性的损伤。所以要尽量避免应用耳毒性药物，如庆大霉素、链霉素、

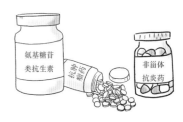

氨基糖苷类抗生素　抗菌药　非甾体抗炎药

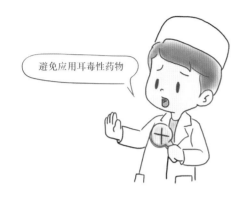

避免应用耳毒性药物

卡那霉素、新霉素等氨基糖苷类抗生素；顺铂、卡铂、长春新碱、环磷酰胺、博来霉素、氟尿嘧啶和甲氨蝶呤等抗肿瘤药物；美洛昔康、塞来昔布等非甾体抗炎药如果长期大量使用，发生耳毒性的风险同样很高。

三、如何保护听力？

√ **少去喧哗的环境。**老年人若长时间处在机器轰鸣、车辆喧闹、人声喧哗等各种噪声的环境中，会使原本开始衰退的听觉更容易疲劳，导致内耳的微细血管经常处于痉挛状态，内耳供血减少，听力急剧减退，甚至可引发噪声性耳聋。因此，尽量避免或减少噪声的干扰，是老年人保护听力的首要措施。

√ **不要乱用药物。**应尽量避免使用耳毒性药物，尤其是上面提到的一些药物。因为老年人解毒代谢、排泄功能下降，应用这些药物容易引起耳中毒而损害听力。如必须使用这一类药物最好向医生或药师咨询，合理使用。

√ **少使用入耳式耳机。**虽然目前的入耳式耳机通过改良，已经减少了对听力的损害，但是每天使用时间过长还是会对听力造成影响，建议使用时，时间不要过长，并且要控制音量。最好使用外放听歌，或者使用外戴式耳机。

√ **减少掏耳次数。**频繁地掏耳朵，会让耳朵天然的保护层被破坏，耳朵的鼓膜最容易在掏耳朵时出现破损，导致听力下降。耳屎一月一清，

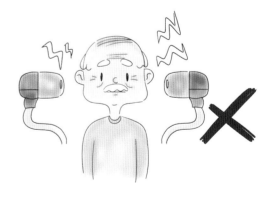

耳屎积满了也会自然掉出来。耳道奇痒难受时，可以用棉签蘸少许耳道清洁液轻擦耳道。

√ 增加耳朵按摩。耳朵是被很多人忽略了的器官，平时如果注意按摩耳朵，也能有效保护听力。可以拉或者抻耳轮，每日早晚各按摩1次，每次5~10分钟，长期坚持具有较好的效果。

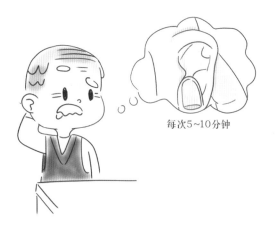

每次5~10分钟

√ 科学佩戴助听器。助听器简单来说就是声音放大器，通过它的处理可以将原来听不到的声音处理成能听到的声音，可以帮助听力减退的老年人有效刺激听神经，减缓听力衰退的速度。但老年性耳聋，不要急于佩戴助听器，一定要经过一段时间的临床治疗，如仍不见改善再考虑佩戴助听器。使用助听器前，必须由专业医生进行全面检查，根据本人的听力损失程度，选择适合的助听器。千万不可自行选购，随意佩戴，以免损害残存的听力。老年性耳聋，双耳的耳聋程度常常不一致。一般情况下，助听器宜佩戴在听力较差的一侧，使另一只耳朵仍能聆听大自然的声音，以求双耳听觉尽可能和谐一致。若一耳为中度耳聋，另一耳已达重度耳聋，则应佩戴在听力较好的一侧，这样可获得最佳的听音效果。而对于双耳耳聋程度一致的中重度耳聋，宜双耳轮替佩戴，以减轻疲劳。老年人初次佩戴助听器都有一个适应期，约为三五个月。适应期内助听器的音量应尽量开小，刚开始时，佩戴时间也不宜过长，每次几分钟即可，以后逐渐加长。

听力下降已成为老年人生活中的一大隐患，对老年人的日常生活有很大的影响，通过以上方法可以很好地延缓听力下降，尽快尝试一下吧！

西京医院：王磊

19

老年人心里不舒服，该不该吃药？

随着社会的发展及时代的进步，生活水平不断提高，人们的寿命显著延长，老年人已成为社会的一大群体，老年人群的健康问题也随之备受关注。老龄健康不仅包括老年人在身体各方面生理功能的健康，还包含在基本认知、记忆、情绪、社会交往等多方面的心理健康。但老年人因为生理变化、社会价值感的改变，以及家庭角色的转变，很容易出现心情上的小"感冒"。

一、老年人心情不好了，常见的症状有哪些？

1. 孤独感　孤独感是老年人最常见的心理感受，离退休之后，没有了与同事、朋友之间的频繁交流，没有了繁忙的工作内容，原本热闹的环境变得冷清了，孤独感随之而来。

2. 失落感　原来的"家庭支柱""单位主力"变得好像不再那么"被需要"了，社会价值感丢失，甚至开始对家人越来越依赖，就会带来或多或少的失落感。

3. 健忘　随着机体功能的减退，记忆力也会逐渐降低，经常会忘记一些事情，常常找不到东西，或者反复说一些话。

4. 恐惧感　身体功能的逐渐降低，大大小小的不适感时常发生，老年人往往容易担心自己的身体是否出了问题，在心理上就会产生恐惧感或者忧虑感。

5. 自卑与抑郁情绪　老年人退休后觉得自己无所事事，认为自己失去了"价值"，成了家庭和社会的累赘，容易产生自卑或抑郁情绪。视力、听力的下降，以及行动迟缓等身体上的变化，都会让老年人不好适应，从而产生抑郁情绪。

长时间的心情抑郁或过度紧张，会诱发老年性精神障碍，如神经衰弱、焦虑症、抑郁症、疑病症、恐惧症、强迫症、癔症等。所以，"感冒"虽小且常见，但也需要关注与及时调整，万不可将小病拖成大问题。

二、调节心理的小妙招

√ **更新对老的看法。**年龄越来越大是客观必然的自然规律，尽管每个人老的速率、程度不尽相同，但变老的必然性是毋庸置疑的。老年人需要认识到日趋增长的年龄，以及变差的身体机能，是人生旅途的必经之路。远离紧张的生活节奏、高强度的责任压力，人生也将在此迎来新的机遇，一场探索、一段旅行、回首往昔的时光，也是美好而惬意的。

√ **学习新事物或进行认知训练。**有研究表明，不断地学习新事物，或接受认知训练的老年人，在训练后的几个月中，他们日常活动中的认知功能即可得到改善，且在十年后仍能继续表现出长久的改进优势。大脑是一个神奇的器官，越是闲置不用衰退越是明显。因此，老年人要多学习、勤记忆、多用脑，延缓大脑的衰老，重获心理自信。可以采取的认知训练方式包括：策略游戏、拼图和谜语，以及改变原有的习惯等。

√ **保持社会交往。**老年人保持社会交往十分必要，既要注意联系老朋友，又要善交新朋友，可以积极参加或组织家庭、社区活动，在聊天中交流思想，生活上互相帮助，在与人交往中取长补短，汲取生活营养。这样既可以启发大脑思维，还能得到更多的关怀和支持，充实家人不常在身边的时间，有助于排解孤独、抑郁、恐惧等情绪。

√ **进行适宜的体育锻炼。**定期运动不仅可以让人呼吸到新鲜的空气，还可以促进脑部血液循环，活动肌肉关节，帮助身体保持年轻状态。可以根据自己的身体健康情况选择合适的锻炼方式，比如走路、登山、打太极等。

√ **建立宣泄不良情绪的途径。**生活中，常常会产生这样或者那样的不良情绪，这些都是我们的"心理垃圾"，当这种不良情绪长时间被压抑时，对人的身心健康是极为不利的。及时的"倒垃圾"是维护良好心理环境非常重要的基础，所以，应建立一个宣泄不良情绪的途径，让"垃圾"有处可去，也可以向家人寻求帮助。

其实，任何年龄段的人都会出现心情的波动，心理上的小"感冒"可能说来就来，要正确地认识它、处理它，让自己可以及时从不良情绪中走出来。

三、不能自行调节时，药物帮忙好得快

当遇到无法自我排解的心理问题时，就需要寻求医生的帮助，医生可能会建议用一些药物。

抗抑郁药可以减轻老年人的抑郁症状，缓解抑郁发作，总体疗效与年轻人相当。老年人一般可选择安全性较高、药物相互作用较少的治疗药物，如舍曲林（它是一种 5- 羟色胺再摄取抑制剂）。

注意： 精神类药物需要在医生的指导下服用，切不可自行用药！

正所谓：夕阳无限好，黄昏也美丽。一生忙碌老来闲，含饴弄孙养天年。夕阳寻梦守初心，康年生活笑开颜。

西京医院：高凯

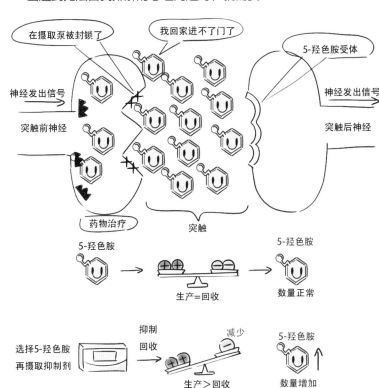

老年人用药必知
老年人健康用对药

图书在版编目（CIP）数据

老年人健康用对药：老年人用药必知 / 赵杰主编
. —北京：人民卫生出版社，2023.5
ISBN 978-7-117-34336-7

Ⅰ. ①老…　Ⅱ. ①赵…　Ⅲ. ①老年人－用药法　Ⅳ.
①R452

中国版本图书馆 CIP 数据核字（2022）第 258127 号

人卫智网	www.ipmph.com	医学教育、学术、考试、健康，
		购书智慧智能综合服务平台
人卫官网	www.pmph.com	人卫官方资讯发布平台

老年人健康用对药——老年人用药必知
Laonianren Jiankang Yongdui Yao——Laonianren Yongyao Bizhi

主　　编：赵　杰
分册主编：曹　力　文爱东　王婧雯
出版发行：人民卫生出版社（中继线 010-59780011）
地　　址：北京市朝阳区潘家园南里 19 号
邮　　编：100021
E - mail：pmph @ pmph.com
购书热线：010-59787592　010-59787584　010-65264830
印　　刷：北京顶佳世纪印刷有限公司
经　　销：新华书店
开　　本：889×1194　1/24　　印张：3.5
字　　数：78 千字
版　　次：2023 年 5 月第 1 版
印　　次：2023 年 6 月第 1 次印刷
标准书号：ISBN 978-7-117-34336-7
定　　价：49.00 元

打击盗版举报电话：010-59787491　E-mail：WQ @ pmph.com
质量问题联系电话：010-59787234　E-mail：zhiliang @ pmph.com
数字融合服务电话：4001118166　E-mail：zengzhi @ pmph.com

55检